U0062093

INSURANCE SERIES

保險叢書

醫療保險

（增訂版）

策劃　香港保險業聯會

作者　林瑩

3

book .3

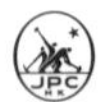

目錄

第一章　醫療保險理念　007

第二章　認識醫療保險　011

2.1　醫療保險的保障範圍及種類　013

2.2　選擇醫療保險的考慮　023

2.3　保單審核的基本元素　034

第三章　解構醫療保單內容　040

第四章　醫療保險的原則　048

4.1　最高誠信與重要事實　049

4.2　醫療需要　057

4.3　合理及慣常費用　065

4.4　投保前已存在狀況　078

第五章　醫療保險索償　091

第六章　自願醫保計劃　101

第七章　未來醫療發展趨勢　119

附錄　香港醫療改革里程　124

CHAPTER

1

醫療保險理念

香港醫療問題日益嚴重，社會公共醫療負擔有增無減。據香港政府食物及衞生局（食衞局）編訂的《本地醫療衞生總開支帳目》資料，公共醫療衞生支出佔醫療衞生總開支的比重，由 1989 至 1990 年度的 40%上升至 2014 至 2015 年度的 50%；同期，公共醫療衞生支出相對本地生產總值的百分比，更在短短 25 年間從 1.5%增至 3%。

公立醫院負荷超標，新症等候期以年計，醫護人員與患者齊齊吃不消，負擔得起的人轉投私營醫療機構已成為社會趨勢。惟私院費用高昂，坊間所說的「一粒棉花都計錢」，正好反映選擇私院在在需財。加上醫療通脹嚴重，一場手術輕則幾萬，嚴重一點的甚至動輒逾百萬元，令小市民望而卻步。

在這樣的挑戰下，醫療保險可以說是為小市民帶來了解決方法。根據食衞局 2017 年編訂的《香港健康數字》所見，本港醫療總開支為 1,121 億港元，當中約 48%，即逾 530 億港元為公共醫療支出，餘下 52%則為私人醫療費用。數字反映一個事實——大部分香港人需以積蓄或保險支付其醫療費用，醫療保險無疑為個人減輕負擔，有助將病人從公立醫院分流至私家醫院，從而改善醫療環境。

醫療保險的發展

香港的私人醫療保險萌芽於 1980 年代。早年雖然發展緩慢，但自 2004 年以後則錄得平均每年雙位數字上升的快速增長，箇中原因正是 2003 年沙士（嚴重急性呼吸系統綜合症，

SARS）襲港，使市民對健康的關注大幅提升，對於自己在患病時能否及時得到治療深感憂慮。

醫療保險保障受保人因疾病或意外而接受治療引致的合理醫療開支，減輕其經濟負擔。同時，醫療保險在社會及個人方面亦提供多重功用。從宏觀角度，醫療保險可以鼓勵病人由公營醫療體制分流至私營醫療機構，減輕社會對公立醫院的依賴程度。目前香港政府正積極推行自願醫保，並提供稅務優惠政策，鼓勵市民購買保險，為自己作好醫療儲備，含意正是長線推動公私雙贏。而一些能提供優質團體醫療福利的公司，也能吸引和留下人才。

另一方面，有了醫療保險理賠「補底」，受保人亦可以因應自己的需要選擇合適的醫療設施及服務。與此同時，隨著高效而低副作用的昂貴藥物、治療及診斷方法不斷面世，醫療保險提供的財政支援亦可為病人提供更多選擇。

今時今日，醫療保險對我們的生活可說十分重要。隨著社會轉變及醫療技術的進步，醫療保險產品亦不斷蛻變，推陳出新，更為配合投保人的需要。透過充分認識醫療保險市場的發展與產品的設計概念，投保人才能選擇適合自己的產品、避開誤區，善用醫療保險，長遠為自己做好優質的醫療準備。

CHAPTER

2

認識醫療保險

人物設定

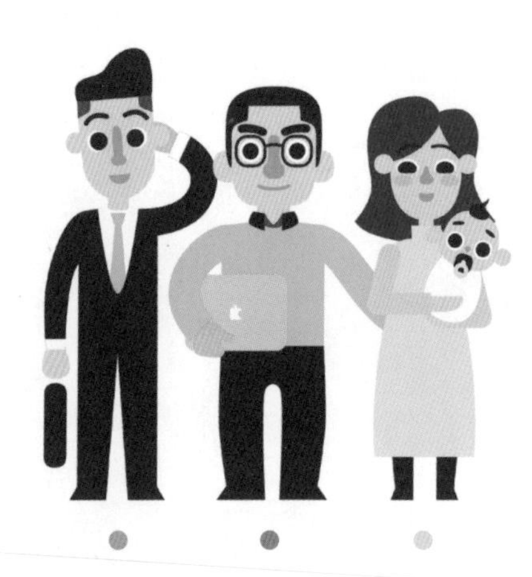

齊智保　主角，大學畢業後成為保險人，充滿幹勁熱誠。

顧家南　齊保宜丈夫，愛家絕世好男人，努力工作並成功「上車」，為妻兒覓得安樂窩。

齊保宜　主角姐姐，已婚，全職家庭主婦，剛迎接第一個小生命來臨。

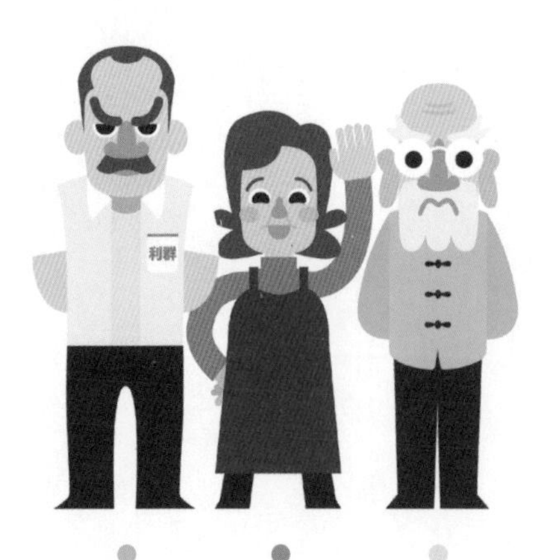

齊老闆　齊智保父親，「利群茶餐廳」店主，頑固保守的中年人，對兒子從事保險業頗有微言。

齊師奶　齊智保母親，開朗健談的中年婦人，非常支持兒子的保險事業。

齊大俠　齊智保爺爺，楊式太極拳師傅，非常有氣勢的老人家。

2.1 醫療保險的保障範圍及種類

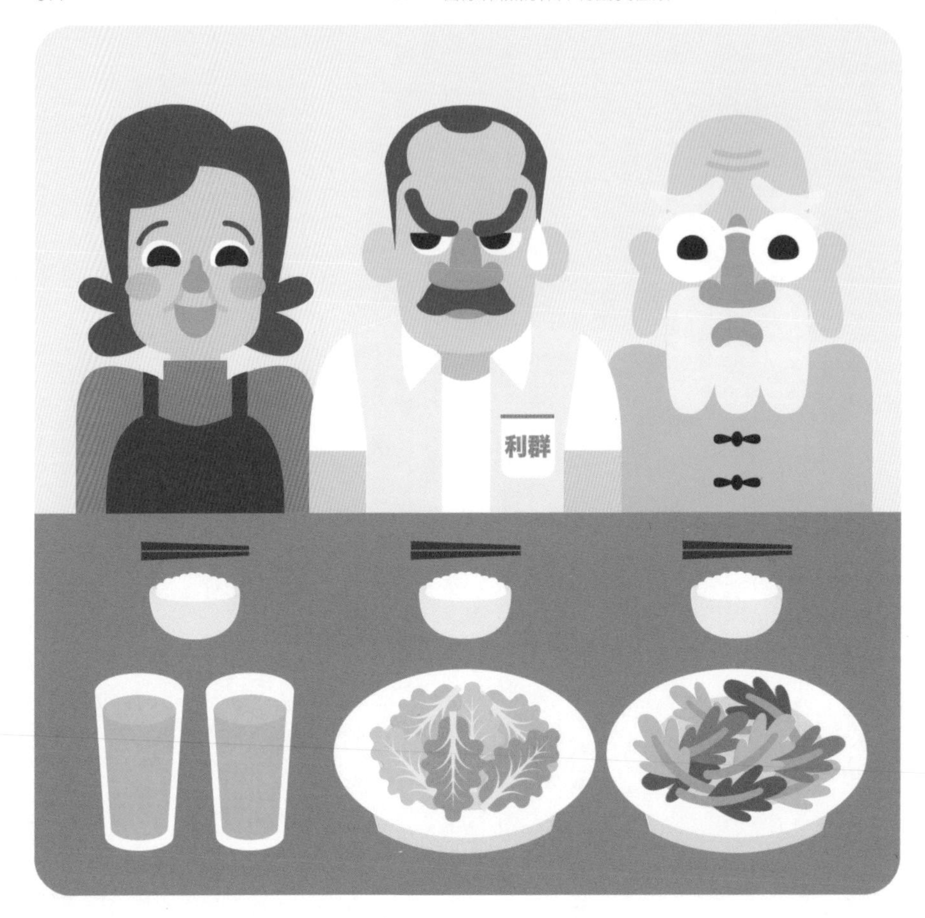

每逢周末，齊保宜一家三口會回娘家吃飯。齊師奶最愛錫家人，故定必施展渾身解數，黃金蝦、梅菜扣肉、豉汁盤龍鱔、薑葱炒蟹、宮保雞丁和京味牛柳等拿手好餸紛陳，令向來饞嘴的齊大俠按捺不住，待太極班在社區會堂表演完畢後，便催促齊智保快點開車回家。

終於趕及 7 時正晚飯時間抵家，滿懷歡喜的齊大俠中氣十足地說：「可以開飯了！」

怎料，圍著飯桌的齊老闆、齊保宜及顧家南全都面如死灰，悽

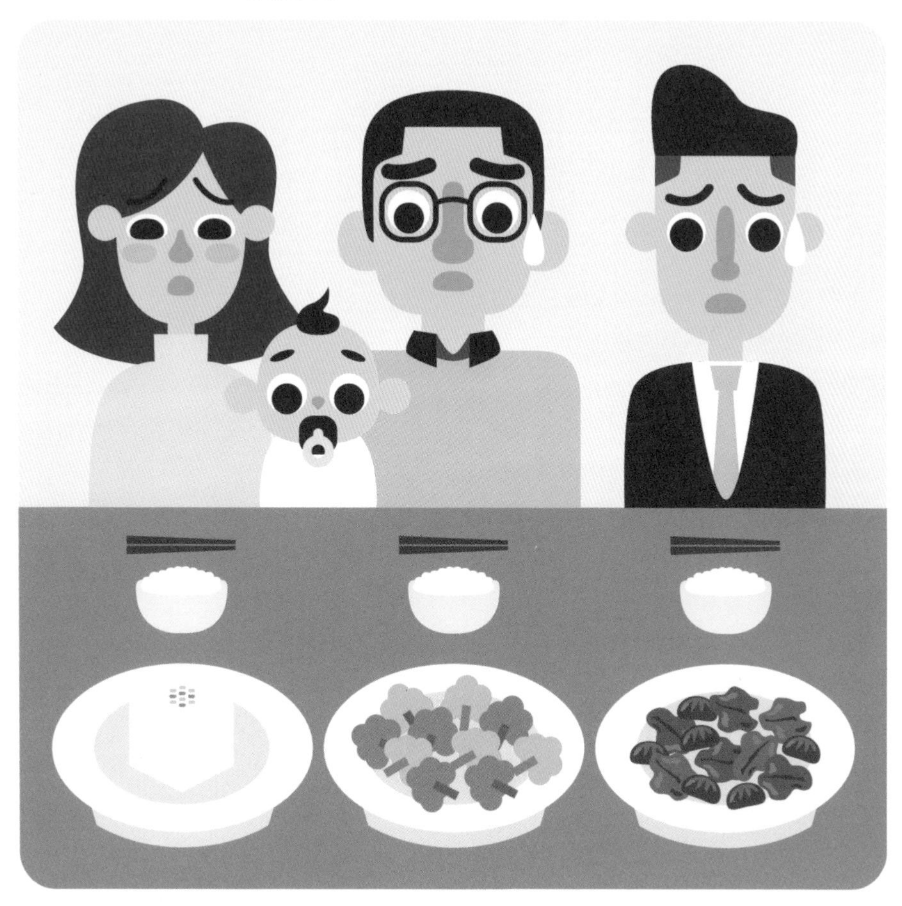

慘無奈地望著飯桌上的 5 大碟——白灼生菜、薑汁炒芥蘭、清蒸豆腐、西蘭花炒雜菌和木耳燜冬菇。

「齊師奶，這是甚麼新花樣，主菜呢？」齊大俠簡直無法相信自己的眼睛。

「這就是主菜了，大家不用等，盡情吃！」齊師奶正從廚房拿著兩瓶五青汁走出來，説道：「以後大家吃得清淡一點，不再大魚大肉，飯後每人最少喝一杯五青汁，聽説排毒效果相當好。」

餓透了的齊大俠頓覺晴天霹靂，如小孩般發起蠻來。「齊師奶，『打斧頭』也不要這麼過分，竟然連一丁點肉也沒有！一定買了很多名牌，才要剋扣買餸錢。」

齊師奶大喊「冤枉」：「我是為大家的健康著想，何況這些全是本地有機蔬菜，價錢不比肉類或海鮮便宜！」

原來日前新聞專題報道現時公共醫療負擔極為沉重，公立醫院的專科門診新症輪候期動輒以年計，部分更長達 3 年半，而私家醫院的收費又相當高昂，若患上較嚴重疾病，醫療費用非普通家庭可負擔。為免家人「有病無錢醫」及「入院有排等」，齊師奶於是把心一橫，決定即時強制家人「健康飲食」，以減少患病機會。

錯怪齊師奶的齊大俠試圖將功補過。「太極動作柔和，配合適當的呼吸法，可強身健體，延年益壽。」又自告奮勇表示，以後每天早上 5 時帶領家人到附近公園耍大極。惟此言惹來齊老闆不滿。

「已經每餐吃菜，還要天未光就做運動。我怕未用到公立醫療服務，已經先行陣亡了。」明明是一家大小共聚時光，卻因擔心未來醫療開支而掃興，齊老闆一張臉早已跟那碟木耳燜冬菇一般的黑。

「媽媽都是為大家的健康著想。」齊智保見情況不對，立時跳出來化解這場小風波。但五素菜與五青汁同樣令他倒胃口，連忙協力扭轉大局：「不過，除了健康飲食，以防生病，還有方法可以應對醫療開支的負擔，例如未雨綢繆購買醫療保險，就是一個好辦法。」

何謂醫療保險？

正如齊智保所說，要應對不斷上升的醫療開支，除了健康飲食，還可購買醫療保險。

醫療保險主要為傷病而住院的合理醫療開支提供實報實銷的保障。隨著社會發展，現今的醫療保險分為「一般住院及手術保障」和「高端醫療保障」兩大類別。「一般住院及手術保障」內的每個項目均設有賠償限額，按私家病房、半私家病房或普通病房提供不同的保障額；「高端醫療保障」則一般設有每年賠償限額及個人終生賠償限額，為住院及手術等保障項目提供全數賠償，保障範圍亦較全面。

醫療保險基本計劃的主要保障範圍

- **每日病房及膳食費**

醫院收取的每日病房房租及膳食費用。

- **深切治療**

住院期間入住醫院的深切治療病房費用。

- **住院雜費**

包括 X 光、心電圖和其他檢查與化驗費用，以及於住院期間使用的藥物、物理治療和輸血費用等。

- **醫生巡房費**

住院期間主診醫生巡房的實際費用。

- **住院專科診療費**

住院時接受專科醫生治療的費用，但須獲主診醫生書面建議。

- **手術費**

由認可外科醫生為投保人進行手術所收取的費用。

- **麻醉師費**

手術期間接受麻醉服務所需支付的實際費用。

- **手術室費**

手術期間使用手術室、治療室及有關設備須支付的實際費用。

手術費賠償根據所涉手術的複雜程度而釐定，而麻醉師及手術室費用一般為合資格賠付的手術費用的某個百分比。

傳統的住院及手術保險一般著重保障受保人在入院期間的醫療開支，但考慮到整個傷病治療期間，病人對由確診至手術後的跟進治療及護理有很大需求，且這亦可加快病人的康復速度，故現時個別保險公司還提供涵蓋入院前及出院後的治療費用保障，以至私家看護、物理治療等輔助治療，為投保人提供更全面的保障。

另外，隨著醫療進步，現在越來越多治療適合在門診或日間手術中心進行；相對以往的住院治療，病人所需負擔的醫療費用較少，而近年越來越多保險公司便把住院及手術保險擴展至非住院日間手術中心進行的手術或治療。

保障地區

不少人或有這樣的誤解：在香港購買的醫療保險，就只能享有香港的醫療保障。其實不然。無論是一般的基礎醫療保險，抑或自願醫保計劃內的標準計劃或靈活計劃下的大眾醫保產品，其保障地區都不僅僅局限於香港，而適用於全球各地，受保人在旅遊或預先安排合資格的海外醫療治療（Planned Treatment）時亦可受保，索償方式仍是實報實銷。

至於高端醫療保險或自願醫保的高端醫保計劃，則由於保障額及保障範圍更大，不同產品也有各自的保障區域和相關條款，多數會劃分為亞洲（部份計劃包括澳洲和新西蘭）、全球（不包括美國），或全球（包括美國）3 類，具體保障範圍和各個地區的賠償限額根據不同產品而定。須留意的是，自願醫保計劃的標準計劃和靈活計劃對於精神科治療的保障都只限於在香港。

額外附加保障

・超額醫療保障

醫療保險的基本計劃內之每個項目設有賠償上限，索償金額若超出該些項目上限則被視為「超額開支」。超額開支原應由保單持有人或受保人支付，不過若保障內附加超額醫療保障，則超出的部分可獲得一定程度的賠償。超額醫療保障的賠付額一般為合資格超額開支的 80%，惟以該保障之最高賠償額為限。

・住院現金保障

根據投保人住院日數，提供每日固定的現金津貼。現金可自由運用。簡單來說，投保每日 500 元的住院現金保障，留院 5 天，會獲得 2,500 元的現金賠償。住院現金保障可視乎個人需要而購買，但留意這不能覆蓋大部分的住院及手術費用，無法取代住院及手術保障的功能。

・門診保障

一般保障西醫普通科和專科的診斷及藥物費用，以至中醫門診、物理治療、跌打、X 光、化驗服務等費用，至於身體檢查及特別檢驗項目則視乎不同計劃的保障內容而定。大部分保險公司提供的門診保障包括到非指定醫生網絡或指定醫生網絡就診；若到非網絡的醫生診所就診，受保人可能需分擔部分的費用，保障一般為門診費用的 80%，並以計劃保障額為賠償上限。

額外服務

現時不少醫療保險計劃除了提供保單列出的保障，有些還會提供額外的服務，讓受保人在接受治療期間安心養病，早日康復。

· 緊急環球支援服務

如受保人身在海外，卻不幸患上嚴重疾病或嚴重受傷，急需適切治療，保險公司可安排緊急支援服務公司接送受保人到合適的地點接受緊急治療，或在受保人身體狀況穩定的情況下安排其返回香港就診。有關緊急轉送及支援服務的費用將由保險公司支付。

· 第二醫療意見服務（Second Opinion）

當發現患上嚴重疾病，很多病人往往希望在治療前多聽取來自不同醫生的病情分析及醫療意見，了解更多資訊後，再對治療方案作出適切決定。這項服務便可讓受保人獲取由保險公司安排的本地或外地醫療專家所提供的專業第二醫療意見。

· 醫療服務顧問（Case/Disease Management）

人們在患病時總會感到迷惘無助，醫療服務顧問便可協助他們認識更多健康資訊，或提供適切的醫療支援。這項服務是由保險公司安排或委託合資格的健康管理團隊，於受保人接受治療期間，為其提供診斷或治療方案的支援和建議，以及在受保人需要復康安排時作出協助和指引。健康管理服務的範圍可包括普遍或特定的疾病，例如癌症、中風、糖尿病等。

· 住院免找數服務

很多保險公司於香港、內地，以及海外均設有醫療網絡，受保人於指定醫療機構就醫，並預先向其保險公司提出申請，便可享有住院免找數服務：即由保險公司代為繳付受保人住院期間符合醫療保險保障範圍的費用，這樣受保人毋須在經過索償程序後才獲賠償，不用在生病時為住院費用擔憂。不過，若存在不符合醫療保險保障資格的醫療費用，保險公司仍會在之後發出差額付款通知，要求受保人支付相關差額。

2.2

選擇醫療保險的考慮

齊智保一打開門就聽到三老舌劍唇槍，而齊保宜及顧家南一臉無奈、唯唯諾諾。齊師奶輕輕挨近齊保宜道：「門診好，頭暈身熱經常有，用的機會可能大，夠划算！」

「不！我吃鹽多過你們吃米，先買住院現金，若入醫院便可獲取現金，這樣最實際！」齊大俠拿著保險宣傳單張反駁。

齊老闆則以一副專家權威口吻說：「當然是買入院做手術的保障！現在一個手術少則數萬元，大則 10 幾 20 萬元，賠一次已歸本。」

「保宜及家南，打算聽誰的？」三老各持己見，認為自己的意見最佳，並催促兩人作決定。風頭火勢，齊保宜及顧家南豈敢輕率表態。事實上，他們要養小孩及供樓，每月家庭收入剛好夠維持開支，所以每樣支出都要審慎計算，總不能順著他們意思一次買齊各類醫療相關的保險吧！

此時救星齊智保回來，兩夫婦自然順勢將這火棒拋給他，「不如問智保的專業意見，我們這些第一次買醫療保險的，怎樣買才最適合！」

齊智保此時已不理是否身陷地雷陣，哪怕會得失誰，還是要實話實說，「若沒有購買任何醫療產品，可考慮先購買住院及手術保障。若患上重病，治療過程較長且費用高昂，在私家醫院接受治療的話，住院及手術支出往往 10 萬元起，所以最怕『有病無錢醫』。一份住院及手術保障，就可應對未來不明朗的醫療開支，確保有病可即時接受治療，提高康復機會，家人亦不須為籌募醫療費用四處奔走。」

至於其他種類的保障則可因應個人情況考慮，「例如，姐夫是家庭經濟支柱，可考慮購買含有住院現金的保障，住院期間可得到額外現金支援；又由於姐夫公司的團體保險已為員工配偶提供醫療保障，若家姐想加強保障，可以考慮購買設有墊底費的醫療保險，墊底部分可以是由公司醫療保險賠付的醫療費用；另外，BB 抵抗力可能較弱，容易感染各類疾病，可購買門診保障。但注意的是幼兒患病機會較高，因此有關保費亦會較成人高。」

齊智保詳盡講解後，齊老闆一臉得意：「我早說中答案，你們就是要由智保說出來才信。唉！」

冷不防仍未認輸的齊師奶一個回馬槍，「當然，智保是專業的，所說全都有根有據，你的可是胡謅。」

齊大俠亦力撐齊師奶，「智保的是貨真價實，阿仔你的保險知識跟我們差不多，我看我們今回平手吧！」

投保 Q&A

如果你是保宜及家南，又知不知道該如何選擇呢？其實無論買

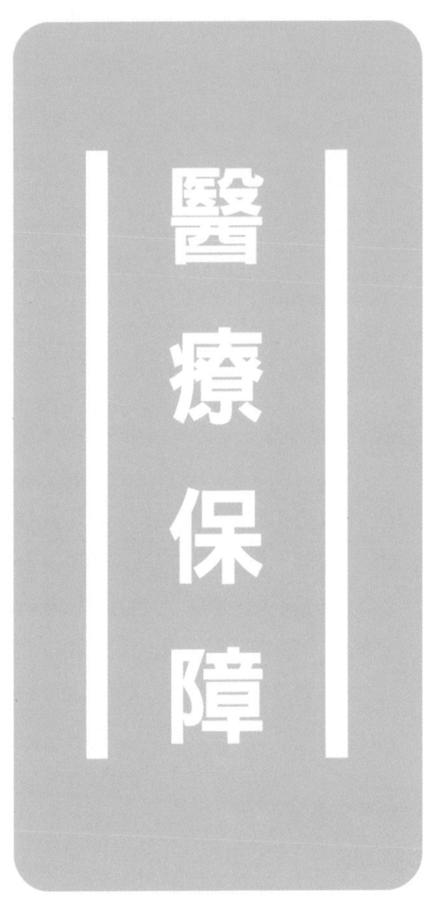

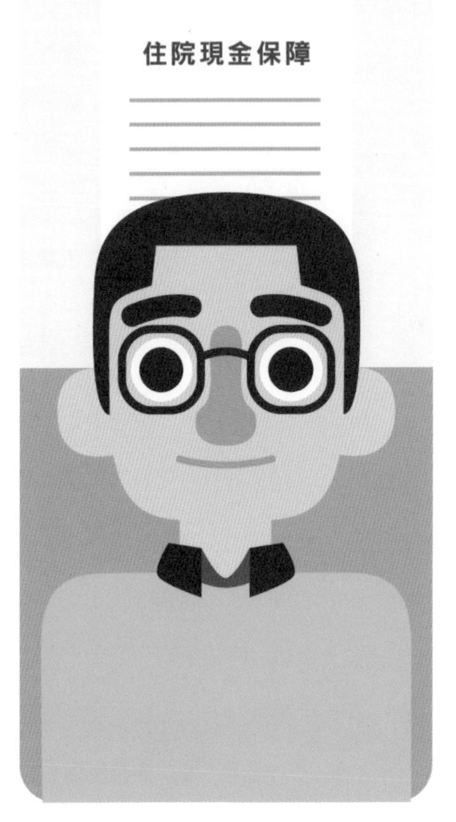

入哪種醫療保障，投保人都應先了解個人需要及期望獲得的醫療服務水平，例如以入住普通病房或半私家病房作為投保額及保費預算，然後按個人的經濟負擔能力，選擇一份合適的醫療保障。那麼在投保前，有哪些事項需要留意呢？讓我們跟著智保一家一起來看看吧。

1. 齊保宜問：越早買醫療保險越著數？

若財政條件許可，越早買醫療保險越好。若身體出現病徵才投保，保險公司或需徵收附加保費，或設下其他「不保事項」才

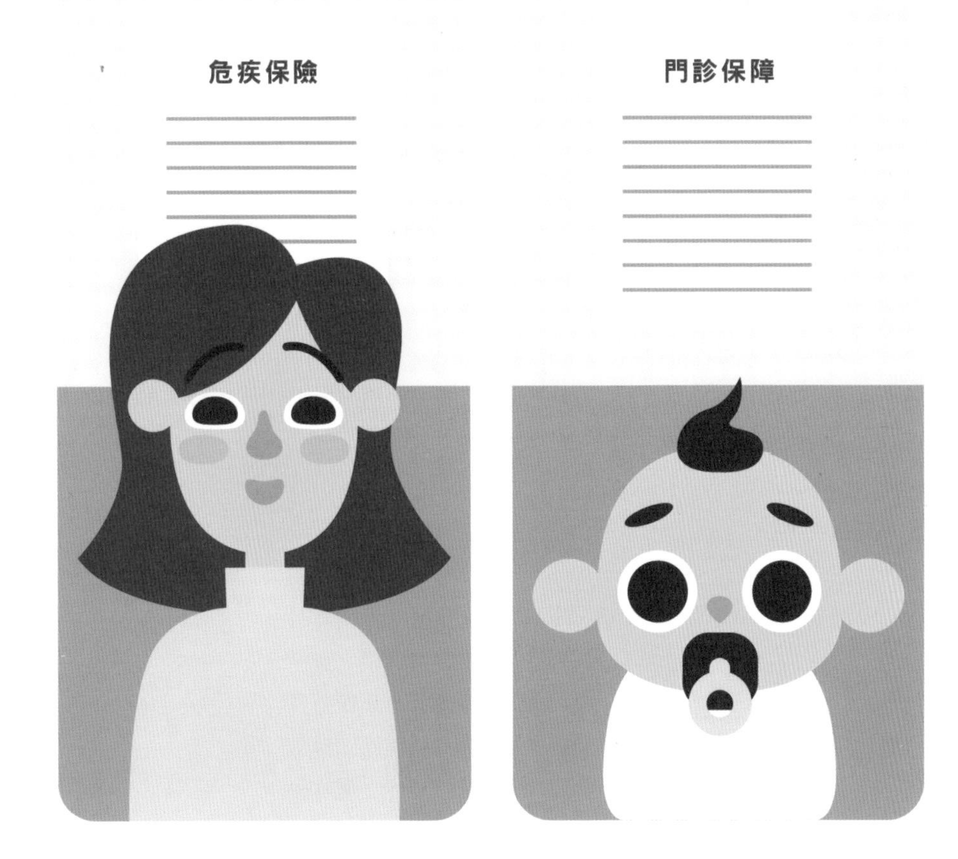

接納投保；若病情嚴重，投保申請更可能被拒絕。如果家庭經濟未許可，可考慮先行為家中經濟支柱購買保險，因他的健康得到保障，其他家庭成員才可生活安穩。

2. 齊老闆問：早買十分蝕底，用不著之餘又要白繳保費，應該等到有病徵或年紀大才買嗎？

沒有人可預測未來健康狀況，即使年輕時購買保險，並不等同要步入退休年齡才可享受有關保障，尤其現今都市人的生活習慣及方式轉變，一些疾病的患病人數日漸增多，心臟病、中風、糖尿病，甚至癌症等都有年輕化的趨勢。

如前述，當身體機能轉差或出現病徵時才購買醫療保險可能已太遲。此外，大部分保單設有「投保前已存在的狀況」的不保事項條款，保險公司不會為「投保前已存在的狀況」及其引起的相關疾病提供保障。

3. 顧家南問：公司的醫療保險相當完善，是否毋須額外購買個人醫療保險呢？

公司醫療保險是公司或僱主為僱員投購的團體醫療保障，當中可包括住院及手術保障、門診保障，個別更擴展至牙科保健及危疾保障等。須留意，僱員離職或退休後便會失去有關保障，尤其退休僱員，可能因年紀大，病痛多，難以在退休後購買個人醫療保障，所以即使現時已享有公司醫療福利，亦不應忽略個人的醫療保障，應盡早購買。尤其如今醫療開支高昂，團體醫療與個人醫療保險亦可發揮互補作用，提高整體保障的覆蓋度。對於已擁有團體醫療保險的受保人來説，若希望享有更全面的保障，可考慮選擇自願醫保的高端醫保計劃，以補充團體醫療保險在賠償上的不足。若醫療費用超出團體醫療保險的賠償上限，便可以用團體醫療保險的賠償抵銷高端醫保計劃中需自付的部份醫療費用（即計劃裡的自付額，俗稱墊底費），超出團體醫療保險上限的醫療費用可從高端醫保計劃獲得賠償。（欲了解更多自願醫保計劃的資訊，可參閱第 6 章〈自願醫保計劃〉。）

4. 齊保宜問：投保時除了要回答健康狀況，亦須申報吸煙及飲酒習慣等，連帶直屬家庭成員的病歷都要提供，涉及大量個人資料，為何要申報這麼多個人資料呢？

保險公司核保時，要求投保人披露與健康及生活習慣（例如吸煙及飲酒習慣）相關的資料以評估風險及決定是否接受投保申請；若投保人的風險較標準高，保險公司或需提高保費，或附加「不保事項」條款，才接納有關申請。投保人有責任以履行「最高誠信」的原則投保，完全及正確地披露個人健康狀況、病歷資料等，以減少日後賠償時可能出現的爭議。

5. 顧家南問：確定投保後，在填寫申請表時，甚麼資料屬於「重要事實」呢？

保險以「最高誠信」為立約原則，投保人應完全及正確地在投保申請書上披露健康狀況及個人資料等「重要事實」。「重要事實」是指會影響保險公司作出承保決定的資料，而資料來源往往由投保人在投保時主動披露。現時投保申請書內大都附有「健康申報表」，要求投保人申報健康狀況，詳細列出各種疾病和病況、曾接受過的檢查、外科手術等。投保人切勿沒經細讀便隨意填寫這份書面問卷，因為保險公司是依據申請書上所申報的內容來進行評估的。

6. 齊老闆問：醫療保費差不多每年都加？若曾住院並索償及獲理賠，保險公司也會加保費嗎？

個人醫療保險一般不會因個別受保人的索償記錄而增加保費。保費上升有兩大原因，首先，年齡與保費有莫大的關係。市場上絕大部分醫療保單，不論投保人曾否索償，保費都會因應年紀增長而上升，以反映所承受的風險上升之情況。另一原因是醫療費用通脹，例如私家醫院收費、醫生手術費等費用增加。按香港保險業聯會（保聯）公布的數據顯示，2016 年醫療費用通脹率較 2015 年顯著上升，住院個案的平均費用增幅達 10.5%，至於日間診所手術的平均費用則上升 6.6%。保險公司因此調整保障額及保費，以確保受保人有足夠醫療保障。

近年一些醫療保險計劃提供無索償折扣或回贈，投保人如連續一段時間沒有向保險公司索償，下一保單年度的保費可獲折扣，或回贈期內某個百分比的已繳保費，藉此鼓勵投保人注重健康，減輕整體醫療體系的負荷。

7. 齊大俠問：保單今年 1 月初已生效並交齊保費，但為何 1 月中入院後索償卻被拒？

這是因為受保人入院時，其醫療保障仍處於「等候期」。「等候期」是指受保人在保障生效後指定的時間內，所患的疾病或已出現的病徵均不獲保障，以減低申請人帶病投保導致的風險，有助保險公司避免支付超出原來核保風險的賠償，亦保障有披露「重要事實」的投保人之利益。

不過若受保人於「等候期」內意外受傷入院，由於這不涉及潛伏時間，索償則不受「等候期」限制。不同保險計劃的「等候期」長短有別，大部分醫療保險計劃的「等候期」為 30 日，部分針對個別疾病，例如女性婦科疾病、疝氣等的「等候期」則介乎 6 至 12 個月。

少量醫療保險計劃不設「等候期」，投保一經審批便即時提供保障，但保險公司在處理索償時，會審視有關病況是否屬「投保前已存在的情況」，若然屬實，受保人亦不會獲得賠償。

8. 齊師奶問：張太的保險代理轉到其他保險公司，不能再跟進張太的保單，既然舊單有可能變「孤兒單」，倒不如轉保，跟智保買新單，以新代舊？

無論以新代舊或舊單升級時，大部分保險公司均會重新核保，因此投保人必須衡量箇中利弊，尤其當中較年長者，或會因身體狀況改變導致保費上升或個別疾病不受保。

在轉保期間，投保人亦要留意醫療保障處於空窗期的風險。若舊單已停用，新單又未過「等候期」，期間因傷病需要住院，投保人便需自行承擔有關醫療開支。因此在決定轉保前，必須了解各項細節安排。

9. 齊保宜問：BB 一出生，我們已幫他購買了醫療保障，但最近我們也考慮在他長大後送他前往海外升學，甚至一家人移民海外定居，現時購買的醫療保險，到時是否仍有保障呢？

無論是一般的基礎醫療保險，抑或自願醫保計劃內的標準計劃或靈活計劃下的大眾醫保產品，其保障地區都不僅僅局限於香港，而是適用於全球各地，受保人在旅遊或進行預先安排的合資格海外醫療治療（Planned Treatment）時亦可受保；而高端醫療保險或自願醫保計劃的高端醫療保險計劃，則由於保障額及保障範圍更大，不同產品也有各自的保障區域和相關條款（可參閱第 19 頁「保障地區」一節的介紹）。若受保人打算移居海外並永久轉換居住地，或前赴海外升學就業，須就更改居住地向保險公司申請，保險公司或可能因應受保人在海外居留的區域及逗留時間而重新審視、調整保障額或保費。

投保後注意事項

投保後是否代表「一單在手，永保無憂」？且慢！雖然本港醫療保險市場成熟，但投保人也不應「蹺埋雙手」，而應該留意以下「投保後四部曲」。

1. 詳細閱讀保單條款

每份保單都會附上「條款及細則」説明，詳述與保單相關事項的定義、保障利益細則、不保事項、索償條款等。詳讀保單條款，投保人可加深對保單的了解，亦更了解本身的保障權益。

2. 定期檢視保單

人生每個階段有不同的保險需要，加上醫療科技日新月異，年輕時購買的醫療保險未必切合目前需要。因此，定期檢視保單是否仍適用，可以確保時刻處於足夠保障中，避免出現「單到用時方恨少」的危機。

3. 留意身體狀況變化

年輕時入息不多，不少投保人或會忽略購買醫療保障的重要。然而現時嚴重疾病有年輕化趨勢，加上隨著年紀增長、身體狀況亦有可能出現變化，故應不時檢視自身身體狀況變化，加強健康意識；亦應及早選購合適的醫療保險，到了患病時才購買便可能太遲。

4. 妥善保管保單及知會家人

天有不測之風雲，萬一有醫療需要，卻因意外昏迷或失去意識而無法告知家人保單內容，可能錯失爭分奪秒的醫療機會！因此投保後應盡快通知家人，並妥善收藏保單，以備不時之需。

2.3

保單審核的基本元素

經過一番考量，齊保宜及顧家南決定購買住院及手術保障。

「住院及手術保障是最基本的，BB 雖然還小，到學會走路時，好容易有意外，或者有甚麼頭暈身燙要入院留醫；家南公司雖然提供醫療保障，我亦可享用，但慎重考慮後，還是覺得趁年輕購買較佳，一來保費不太高，二則彈性亦較大，將來轉工亦不怕出現保障真空期。」齊保宜將手上的住院及手術保險申請書交給齊智保時，順帶跟齊家三老解釋。

建議被採納，齊老闆自然笑逐顏開。「BB 兩歲入讀幼兒園後，我會找份工作，屆時再加購門診及住院現金等保障。」齊保宜分享未來計劃以安撫齊師奶及齊大俠。事實上，作為過來人，兩老亦諒解年輕夫婦開支甚高，無法一次買入多種不同醫療計劃，量力而為購買保障是最合理及負責任的做法。

「幾時要交保費？」齊保宜追問齊智保一家三口的住院及手術保障申請，齊智保回應，「不要這麼心急，我剛檢查好了，所有資料齊備，但仍須經保險公司核保部審核，評估申請者的風險後，才決定是否承保。」

「甚麼！不是『有險必保』？保險公司真愛耍大牌！」一直非常留心姊弟二人對話，只是表面裝作看電視和吃花生的齊大俠突然爆出一句。齊智保解釋，「爺爺！核保並不是保險公司自以為了不起，故意刁難申請人，因為保險是將風險轉移，把投保人可能遇到的健康風險轉移到保險公司，並由所有受保人共同分擔風險，所以一定要仔細審核申請人所提供的相關資料，

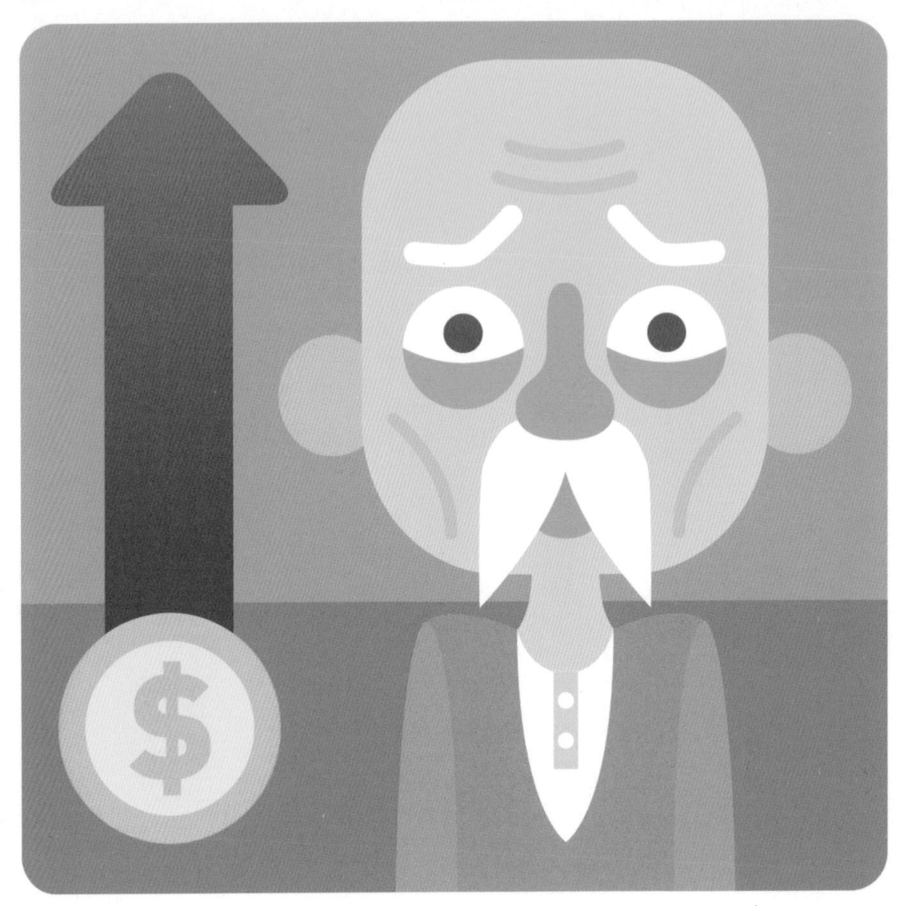

才可衡量是否可承受這健康風險，這樣既對所有受保人公平，亦能確保保險公司可持續為廣大市民提供醫療保障。」

保單申請審批的基本元素

齊大俠說保險公司愛「耍大牌」，大概也說中了不少人心中的誤解。不過保險公司需先對申請人進行核保，其實也是為每一位客戶負責的表現。核保是指保險公司對投保人的申請進行審

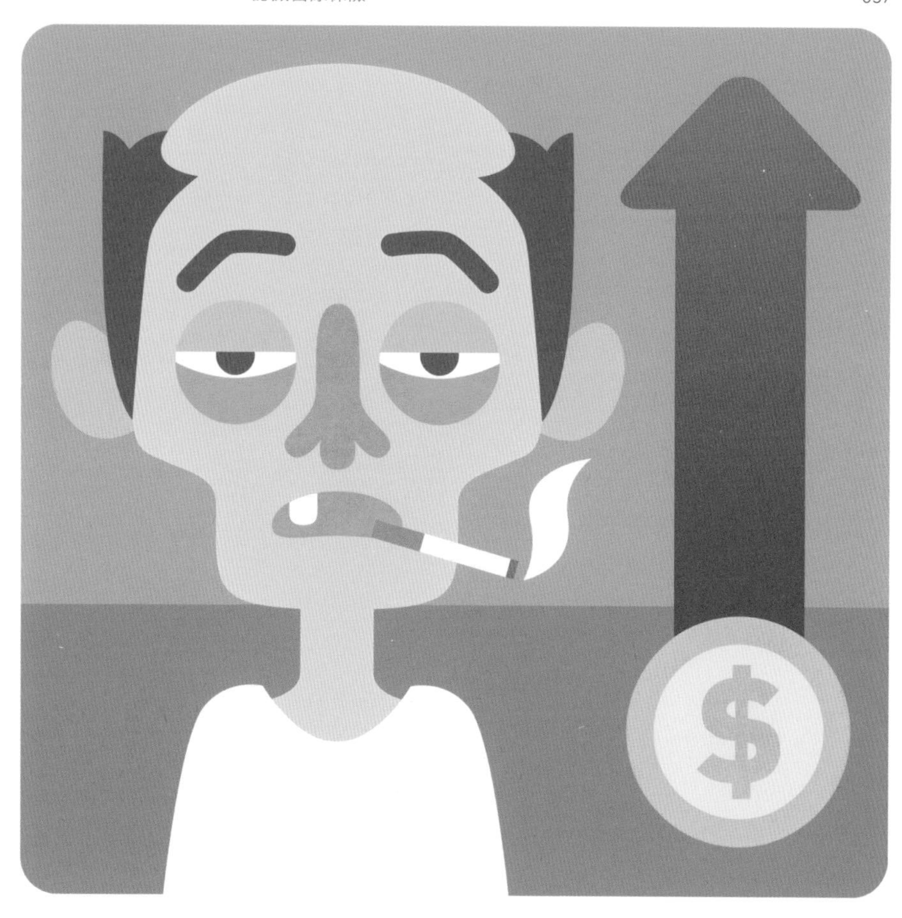

核，以專業角度評估其發病率風險等等，以決定是否承保及確定相關承保條件。評核時一般會考慮以下的因素：

年齡

隨著年紀增長，患病的風險也越大，因此保費會隨之提高。基本上年齡是決定保費率的主要因素，醫療保障會因應投保人年齡增長而每年或每 5 年調整，以準確反映其風險狀況。此外，大部分醫療保險產品以 70 至 75 歲為投保年齡上限。

性別

根據醫學研究結果顯示，性別亦與某些疾病的發病率有一定關係，如男性患上急性心肌梗塞的機會率遠高於女性。在醫療保障裡，每一個年齡層之中，男女的保費都有一定差異，而這是根據不同年齡層男女的生病或意外入院的實際數據計算出來。一般來説，女性受保人的保費在 30 至 45 歲期間較男性的高，因為這是婦科病發病主要時期；到了 46 至 55 歲則反過來，男性受保人的保費會較女性的高，因這段時間是男士患病的高峰期。

身體健康狀況

身體健康狀況是審批的主要因素，保險公司會考慮投保人的身高、體重、患有的疾病、接受過的治療及手術、做過的檢查等資料。在一般人眼中的小毛病，如肥胖、高膽固醇等，於保險公司的角度卻截然不同，因為這些是有機會引起嚴重疾病的風險因素，保險公司或會因而徵收附加保費或設立不保事項。

除了現有疾病及病徵，已痊癒的疾病或過去的病歷紀錄都屬必須披露的健康狀況。另一項容易為人忽略的是曾接受的健康檢查，即使毋須吃藥或覆診，在投保時亦須如實告知體檢的異常結果。至於部分疾病，如乳癌及腸癌等亦證實與遺傳有一定關係，所以直系親屬所患的某些疾病亦須申報。

個人習慣

主要針對吸煙及喝酒等習慣，如果投保人吸煙或酗酒，一般對健康損害較大，患病風險亦較高。醫學數據顯示，吸煙是導致肺癌的主要原因，且增加患心臟病、中風及糖尿病的風險，所以吸煙人士的保費普遍高於非吸煙人士。至於酗酒是影響肝功能的元凶，會引致肝硬化甚至肝癌等問題，因此酗酒人士的保費亦會較非酗酒人士高。

CHAPTER 3

解構醫療保單內容

飲食習慣改變，過於肥胖及「三高」(高血糖、高血壓及高血脂) 導致冠心病相當普遍，香港每年都有不少人接受俗稱「通波仔」的冠狀動脈介入手術。齊老闆亦不例外，近半年覺得走得快些都喘氣，相當不妥，到私家醫院檢查後發現冠狀動脈血管腔收窄。醫生建議「通波仔」，即用球囊擴闊已收窄的血管，然後再植入心臟支架。

私家醫生初步報價10多萬元，確令一向省吃儉用、多花一元亦要思前想後的齊老闆吃不消。本打算轉到公立醫院做手術，但發現要先去專科診所看病，才可獲安排排期，輪候時間亦較長，齊老闆惟有接受現實，到私家醫院「通波仔」，但仍不斷嘆道：「『利群』要賣近1萬個早餐才可補回這筆數，今次可真的大出血，心臟快受不了。」

同行的齊師奶也不知如何令齊老闆停止囉嗦，但想起齊智保入行時，他們為表支持都買入住院及手術保障，「今次要入院做手術，保險應該有得賠。」齊師奶轉移齊老闆的焦點果然奏效，齊老闆著快乘的士趕回家。

齊老闆回到家中，即翻箱倒籠尋找保單，希望清楚知道可獲得多少賠償，這樣才可放心接受手術。但一打開保單，只見一條又一條的條款，且看不明白內容，所以一見齊智保回家即大發牢騷，「看完整份保單，我也不知道今次做『通波仔』手術可以賠多少！只有甚麼手術費、每日病房費用、麻醉師費，但就沒有明碼實價列明每種手術的賠償金額，文字又密密麻麻。我看保險公司故意將條款寫得複雜難明，令我們這些投保的小市

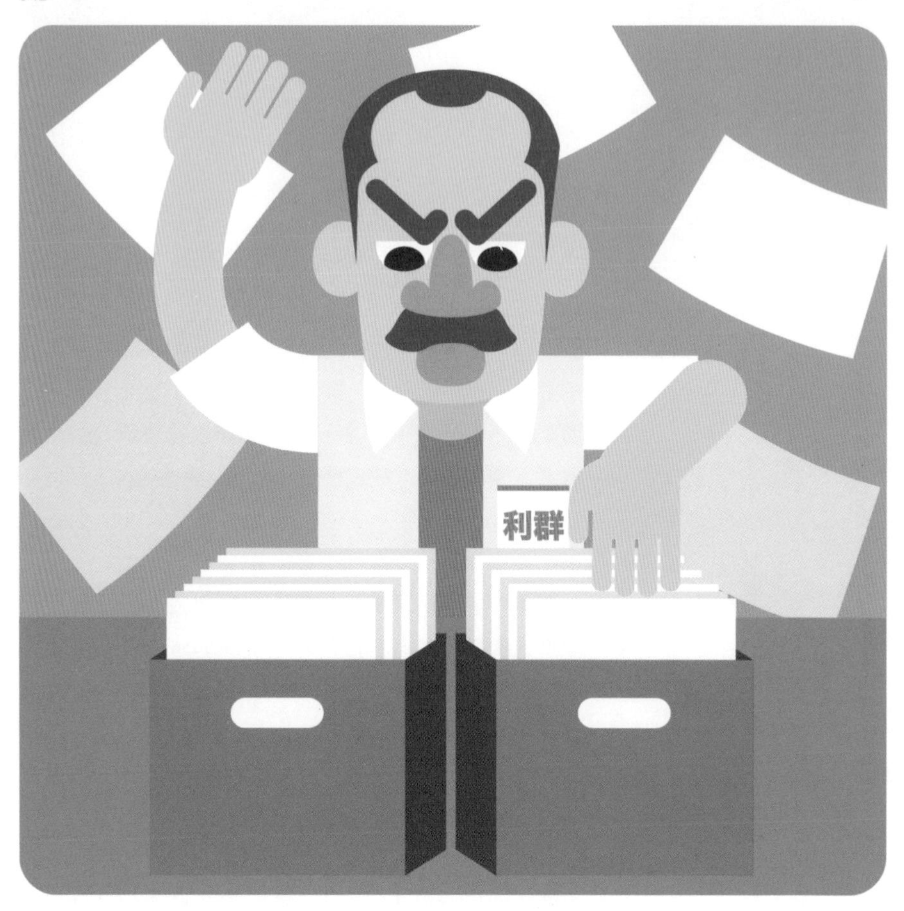

民不明所指，就可隨時逃避賠償責任。」

齊智保深明這是齊老闆人生第一次入院做手術，事前難免過於焦慮及緊張；而且齊老闆性格較愛掌控，今次患病完全無法預測及控制，只得聽從醫生指示，難免心情浮躁，所以他先倒一杯暖水，讓齊老闆消消氣，再指出：「住院保障條款並非想像中複雜，反而相當清晰具體，就是不論因意外或疾病入院，只要符合以下的索償原則，包括：非投保前已存在病況、披露重要事實、合理及慣常收費及醫療需要等，保險公司就會履行承諾，作出理賠。」

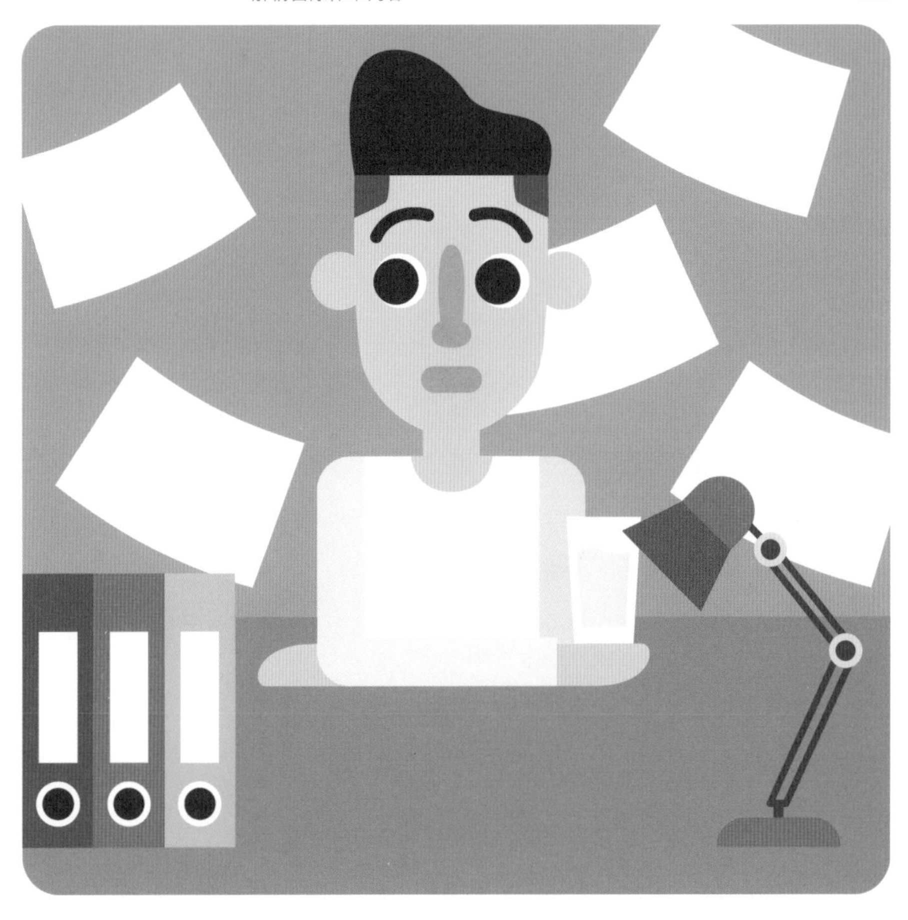

不少人跟齊老闆一樣，入院做手術前擔心的不止是身體，亦怕荷包「大出血」。現時不少人對於醫療保險索償存有疑問，如：

- 買了醫療保險，住院就一定可以獲得賠償嗎？
- 看門診、看專科，可以獲得賠償嗎？
- 為甚麼有時賠償較多，有時較少，甚至沒有賠償呢？
- 同一款醫療保險計劃、同一種疾病，為甚麼別人可獲賠償但我沒有？

・ 遞交了索償申請後，需等候多久才能獲得賠償？
・ 為何在索償時才索取以往的病歷資料呢？

面對以上種種疑問，如懂得閱讀保單，了解自己可得到的保障範圍，甚至申請預先索償，受保人或會安心不少。

醫療保險保單條款內容

一份常見的保單條款，大致分為以下幾個部分：

一、釋義

由於醫療保險保單涉及多個專業範疇，包括醫學、法律、保險原理等，故立約雙方宜對內容有一致、具體及清晰的理解，方可減少爭拗。為避免產生歧義，「釋義」部分為保單內具特別含義的詞彙作出具體定義，例如「住院」的定義一般是「根據醫生建議以病人身份入住醫院，而且需在醫院內連續逗留不少於某個時數，並持續留院，在醫院產生每日住院病房費用或深切治療費用」。

二、保障利益條款

醫療保單到底保障了些甚麼？受保人可以在這部分就每個保障項目獲得具體而清晰的說明。基本保障計劃的保障項目包括：病房費用、醫院雜費、外科醫生費用、麻醉師費用、手術室費用、專科治療費用、深切治療費用等。

三、其他條款

除了與保障相關的條款，保單對於繳交保費、保單到期時續保，以及索償程序方面均有清晰指引。

保費條款

主要涉及保險公司對受保人繳付保費的要求，包括寬限期、無索償折扣（如有）等。

續保／復效／終止條款

大多數醫療保單都設有自動續保的條款、解釋保單被終止的情況，以及保單復效的條件和要求。

索償條款

主要説明索償期限及要求，以及若保險公司拒絕索償，受保人應在指定時間內提出仲裁，否則或會被視作放棄索償。

四、不保事項

説明保險公司在哪些情況下將不會就涉及事項引起的索償作出理賠，其中最常見的有已存在狀況、先天性疾患、單純為作身體檢查、懷孕、濫藥、酗酒、自殘、自殺引起的醫療開支等。

五、保障項目表

「保障項目表」顯示住院及手術保障內各保障項目的保障額（詳

情可參閱 2.1〈醫療保險的保障範圍及種類〉)。

保障額的計算方式

不同醫療保險計劃或有不同的保障額計算方式，投保人在選擇醫療保障時，應根據自身或受保人的需要，挑選較適合的計劃。

· 以每個保單年度(Per Policy Year)計算

自願醫保計劃設有「每年保障限額」，即會以每個保單年度來計算可向受保人支付的最高賠償限額。不同疾病的合資格醫療費用索償均一併在同一個保障限額內計算。若該保單年度的賠償金額已達保障限額上限，則於該年度往後的醫療費用索償將不會獲得賠償。而每年保障限額將於下一個保單年度獲重新計算。

· 以每項傷病(Per Disability)計算

至於一般的醫療保險計劃大多按每項傷病計算賠償，每項傷病都有各自的賠償上限，當該項傷病的累計賠償達到上限後便不會再獲賠償。但若受保人於該項疾病已出院或康復，並達指定期限(一般為九十日)及符合相關要求後，或有可能重新獲得對該項疾病相關的保障。

六、外科手術分類表

保單中還包含「外科手術分類表」，這也是手術費賠償的基礎。外科手術有很多種，光是與心臟相關的便達幾十種。各種手術的賠償上限均有所不同。「分類表」便是根據香港政府憲報就公立及補助醫院所做之手術分類或其他相關指引而制訂，保險公司以此分類來決定手術性質及嚴重程度，並定下相應賠償上限。保險公司有各自的「分類表」，通常根據以下兩種原則來分類：

以百分比分類

列出不同手術佔手術費的百分比，並以該手術所佔百分比得出的手術費賠償金額為上限。

以手術類型分類

將手術分為超大型、大型、中型、小型，以手術所屬類型來決定手術費賠償上限。

CHAPTER

4

醫療保險的原則

4.1

最高誠信與重要事實

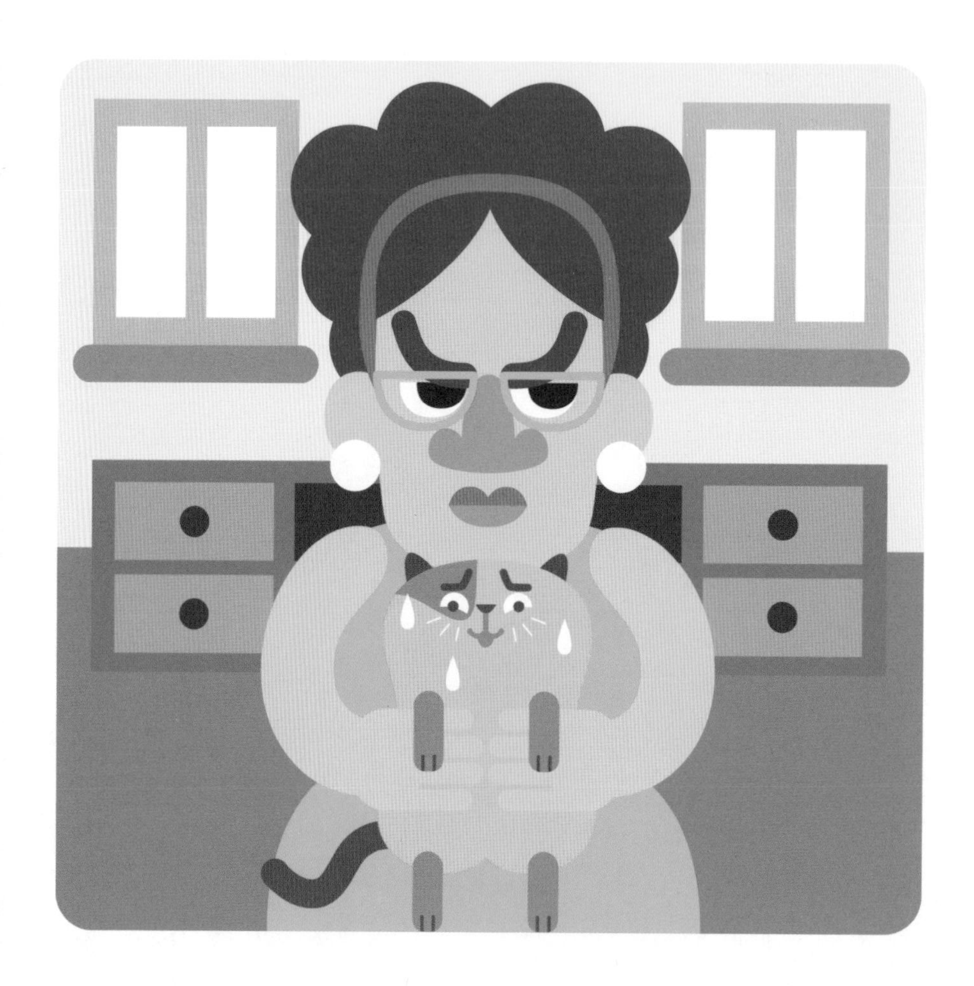

白胖黃貓剛到齊家，卻一點也不怕生。齊智保剛打開家門，黃貓隨即撲前，熱情擺尾喵喵叫，再來一招「肥貓反肚」任摸，誰不被收服！

「黃豆，快跟哥哥説聲打攪了！我們兩母子來住一陣子。」齊智保的堂姑姐九姑娘趨前輕撫黃貓。原來九姑娘被業主迫遷，一向急人之難的齊大俠當然慷慨邀請九姑娘到來暫住。

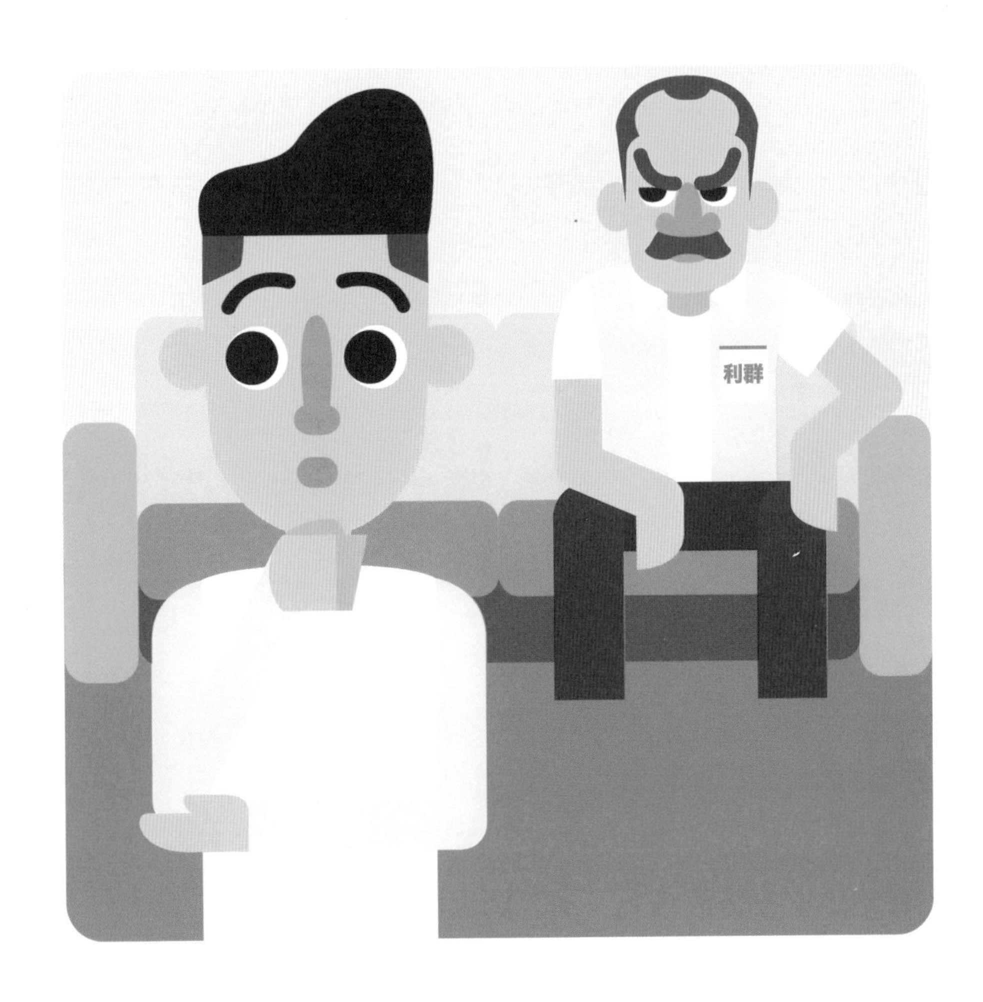

齊大俠已替九姑娘安排了活動，「住多久也可以，趁機養好身體。你才 50 歲就有高血壓及高血脂，日後怎麼辦！不如明早開始跟我耍太極，有健康才有精神照顧黃豆！」肥貓黃豆長喵一聲，跳到齊大俠腿上磨蹭撒嬌，像是讚賞這個安排。

「對了，説起高血壓及高血脂，早前你提醒買住院及手術保障時一定要我申報，但有朋友説這年紀要買醫療保險已很困難，無謂這麼坦白自製麻煩，應該不提也沒有太大關係吧？」九姑娘詢問齊智保意見。

「姑姐，合約精神就是信守承諾，怎能呃呃騙騙呢？投保時隱瞞『重要事實』，保單索償時若被發現，不單得不到賠償，更可能被取消保單。」齊智保出言制止，就是為免九姑娘索償時才知早已違反條款，根本得物無所用，在患病時要再承受打擊。

九姑娘捏一把汗，腦海謹記「重要事實」四個字。

最高誠信與重要事實

有些投保人或許怕「麻煩」，也不想被保險公司提高保費，便選擇隱瞞「重要事實」。不過，保險的基礎是投保人繳付保費，將潛在風險轉交保險公司承擔，故承保與否，取決於保險公司對投保人的風險評估結果。若投保人沒有完全及正確地披露健康狀況和病歷等資料，會影響保險公司作出正確的承保決定。在這前提下，保險合約的訂立建基於嚴謹的「最高誠信」原則，即保險公司信任投保人會對投保事項提供準確和真實的資料。

反過來看，此亦代表在立約前，投保人有責任完全披露所有與合約相關的「重要事實」。值得留意的是，即使因無心之失而遺漏披露某些重要事實，也可能會被視為未盡披露責任。舉例説，投購住院保障時，投保人須披露過往的醫療紀錄、家族病史及生活習慣等資料。若披露不盡不實，保險公司可能會拒絕賠償，以致保單被撤銷。

以九姑娘為例，若她日後投保醫療保險，便有責任主動申報所知的健康狀況，包括高血壓及高血脂。若她沒有披露這些事實，不論動機或理由為何，即使相關披露資料與索償的病症看似沒有關係，保險公司亦有權拒絕賠償，因為沒有披露的事實會令保險公司無法作出公平和準確的核保決定。

不過，凡事自有一套的齊大俠卻另有想法，一招「手揮琵琶」硬生生截住了齊智保的話。「兵來將擋，水來土掩，縱是『重要事實』也有拆解方法！」

見齊智保想開口反駁，齊大俠秒速搶在前頭，續道：「在我看來，根本不算隱瞞，只不過遲些才申報。九姑娘在這期間跟我學太極，待『三高』不高之後，也就不算隱瞞了！」

事實上，九姑娘也認為高血壓及高血脂算不上病，況且醫生只叮囑她要注重飲食及運動，不用吃藥。她自問除此之外，也沒有其他大病痛，「連醫生都説沒大問題的『小毛病』，保險公司竟然説是『重要事實』，真是小題大做。」

兩老一人一句，齊智保拿他們沒辦法。忽然心生一計，抱起差不多 7 公斤、胖得脖子似有若無的黃豆說：「你們認為黃豆要減肥嗎？」

「貓瘦主人羞，當然再肥一點更好！」齊大俠先行搶答。

「當然要！獸醫叫黃豆吃減肥糧呢！」九姑娘說起愛兒，立時緊張非常。

「正是如此！同一件事，不同人切入點有別，看法與處理方法又怎會相同呢？」齊智保在說明期間，順手捏捏黃豆的胖肚腩，逗得肥貓滿意的一聲長喵。

主動申報

投保申請一旦通過核保，便代表保險公司需要承擔投保人的相關風險。「重要事實」須由投保人在投保時主動申報，但到底哪些資料應申報、哪些不需要，投保人與保險公司的想法卻經常存在誤差。其中最常見的，就是像九姑娘一樣，以為只是不用刻意提及的「小毛病」，卻不知此往往是保險公司評估潛在風險的重要根據。

大部分都市病的肇因都由於飲食習慣、生活態度，並或多或少受家族遺傳所影響。在香港，很多人對「三高」（高血壓、高血脂及高血糖）不以為然，尤其早期徵狀通常須靠健康檢查才發現，自身卻未必意識到有甚麼問題。惟實際上，一旦出現相關警號，若仍然不改善飲食習慣，如減少攝取高脂、高鹽及高糖的食物，及培養運動習慣，日積月累，就會增加中風、冠心病、心肌梗塞、腎功能衰竭等嚴重疾病的風險。

同樣是「三高」，醫生以治療疾病的角度來看，當然會認為未至於要用藥的程度，只需控制風險，這些情況只是小問題，或未需過慮。至於保險公司則是從評估潛在風險的角度來看。早期「三高」人士將來患上各種疾病而需入院治療的機會較非「三高」的健康人士為高。保險公司會綜合投保人的整體健康狀況作評估，才決定是否如常批出保單，抑或須提高保費，或將某類疾病納入不保範圍，以反映需承擔更高風險，至於「三高」以外更複雜的狀況更有可能不予承保。

因此，在申請保單並申報個人的身體狀況及生活習慣時，並不應單憑個人喜好，或想當然地覺得「醫生都説只是小毛病」，而應如實申報個人的健康狀況及生活習慣，讓保險公司作出準確的風險評估。

九姑娘得知風險評估如同抽絲剝繭，不放過任何線索，「小毛病」申報有根據，並非保險公司刻意刁難或挑剔，頓時釋然。

被智保曉以大義後，已將「重要事實」牢記在腦海的齊大俠突然打趣，「九姑娘，以後每天耍完太極，我們就到圖書館做功課。世上有千千萬萬種疾病，要多花點時間找齊資料，在買保險的時候申報，這樣可避過被保險公司『秋後算賬』！」

齊智保一聽，不由得失笑：「爺爺，你要認叻的話，先要搞清楚喔！」

健康申報

投保時申報「重要事實」並非如齊大俠所言，要自行找齊各種疾病逐一申報，更重要的是在填寫保單的「健康申報」時，不宜掉以輕心，因為這份文件將會被視為投保人申報「重要事實」的書面確認文件。

由於保險公司明白客戶未必知道哪些健康相關資料須作申報，所以現時表格大多詳列細項，以便投保人按圖索驥。申請人應花點時間仔細閱讀及認真填寫，確保資料正確無誤，而不是信口開河或自行猜測。

如前所述，「健康申報」一般會要求客戶填報身高、體重、吸煙及飲酒習慣等基本資料，亦會要求披露現有及曾患疾病或徵狀。疾病種類包括各主要器官、血液、免疫系統及精神狀況等。此外，各種健康檢查結果及直屬親人重大疾病等資料亦屬於必須申報的範圍。

4.2

醫療需要

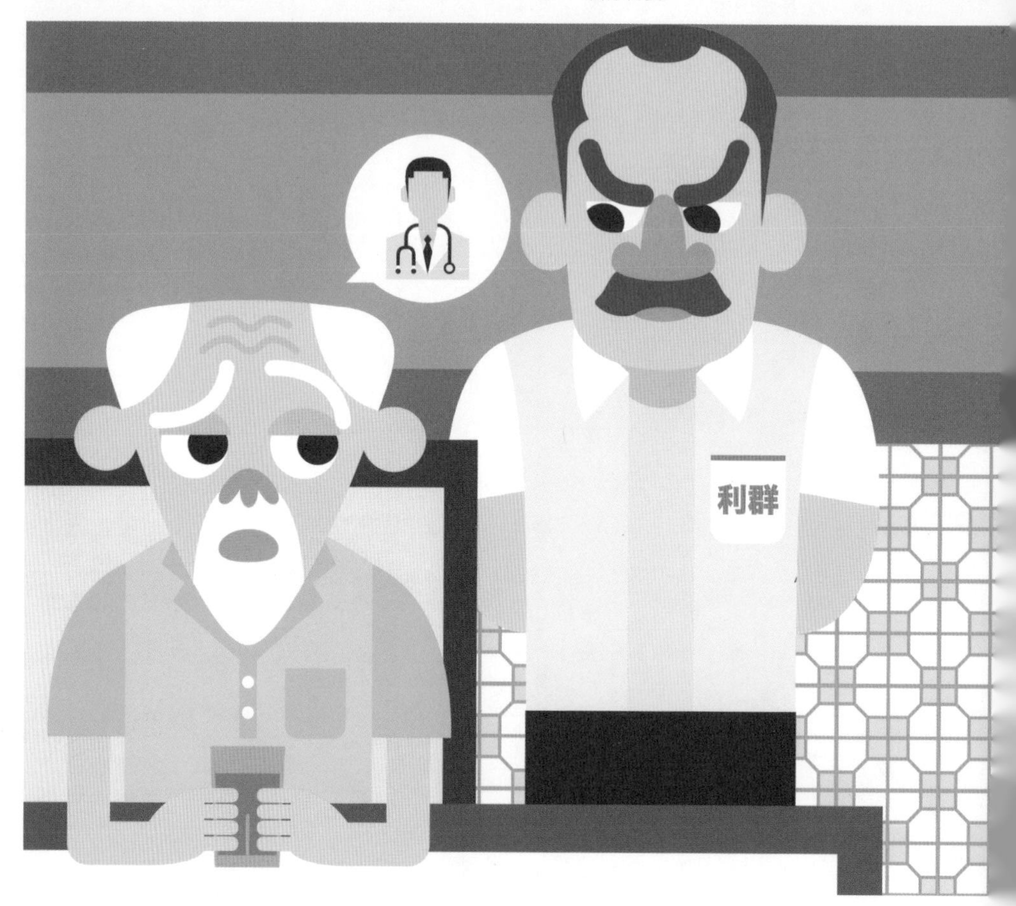

清晨 6 時的鐘聲剛響起，「利群茶餐廳」的玻璃門就伴隨著一陣細碎的拖鞋聲，準時被推開。齊老闆連正眼也沒抬起，就像過去 10 年般説著相同的對白：「七叔，早晨。智保，『茶走』、葱花蛋治烘底。」

「知道！」齊智保連忙放下手上的早餐，跑到水吧幫忙。自中學時代開始，他早已習慣這位「例牌 6 點」的街坊熟客。

不過，今天七叔卻面如死灰地攤坐在卡位上長嗟短嘆。齊老闆細問之下，才知七叔因年紀大，被七嬸逼著去做了身體檢查，

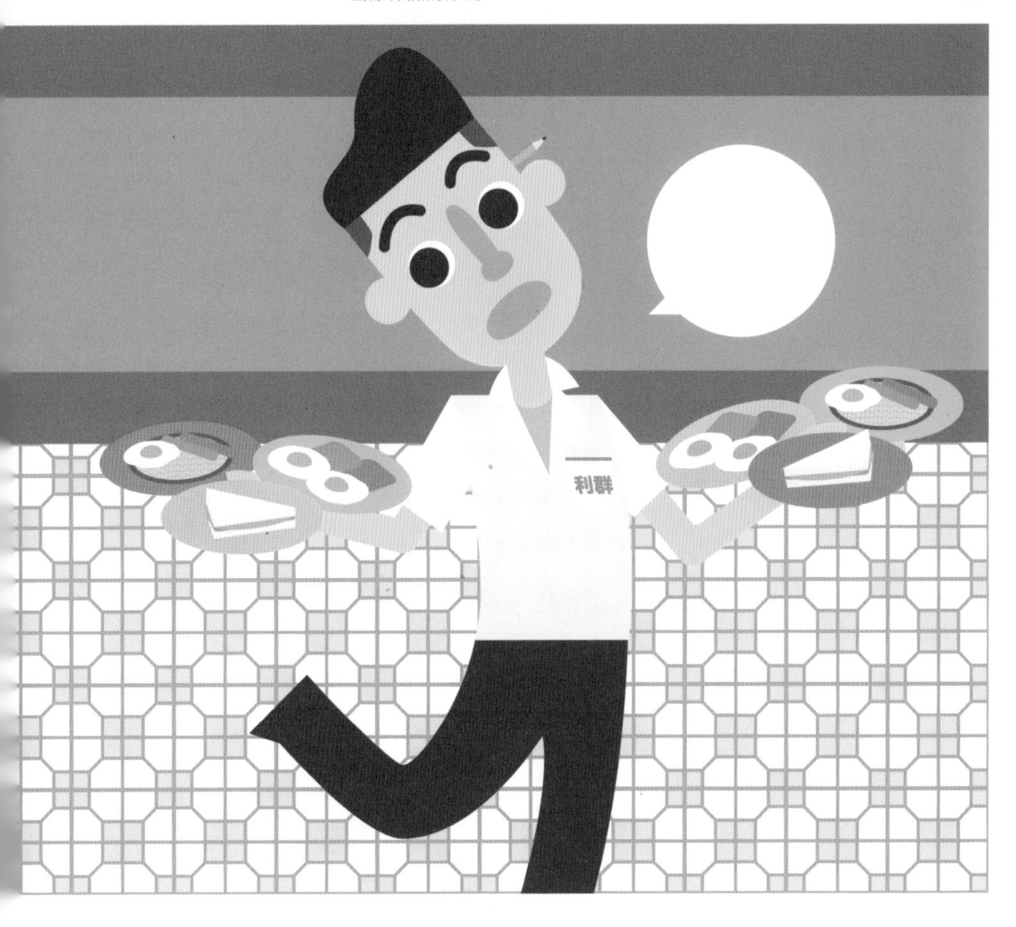

結果發現其中一項胰腺癌指標，於過去兩個月來反覆升高。七叔為此擔心不已，茶飯不思。

「聽説在醫院做『正電子電腦斷層掃描』可以精確診斷是不是患癌，但費用要萬多元。」七叔嘆道。

「阿七，你不是有買保險嗎？」有意無意地，齊老闆向水吧內的兒子望了一眼，續道：「難道癌症檢查都沒得賠嗎？」

齊智保當然明白父親的弦外之音，但本著專業精神，還是將剛沖泡好的香滑「茶走」端放在七叔面前，細心解釋：「爸，入院檢查的確未必有得賠！」

何謂「醫療需要」

為何七叔入院檢查不一定獲理賠？這跟保單條款內「醫療需要」的定義有關。是否符合「醫療需要」，可以說是其中一項最常見的爭議。

不少投保人都和齊老闆一樣，誤以為只要符合「有入院」或「有需要」的條件，就可以獲得賠償，惟實際上，大多數醫療保單上都會清楚列明，只有符合「醫療需要」的相關開支才會獲得理賠，箇中的因果關係實不容忽視。

先讓我們來弄清楚，到底甚麼才是合資格的「醫療需要」。雖然不同保險公司用字遣詞或有分別，但釐定住院是否有醫療需要，保險公司一般會考慮：

1. 須為醫療上必須的治療及手術；
2. 須為符合病情診斷之常規醫療；
3. 在不住院情況下難以安全進行；
4. 並非只為檢查徵狀或病徵而進行之診斷影像、化驗室檢查或診斷程序住院、身體檢查或療養；
5. 住院屬緊急性質或具迫切性。

換句話説，入院的迫切性、接受的檢查是否無法在門診診所進行、住院目的是否純粹為接受檢查或確定病性、入院是否僅為了方便醫生或病人等因素，都是醫療保險理賠的重點。

從這個角度來看，齊智保並沒有危言聳聽，七叔的確有機會不獲理賠。原因是，若七叔住院純粹僅為接受「正電子電腦斷層掃描」以排除患癌的可能，期間並無接受任何治療，亦沒有住院的迫切性，基於該項檢查大可以於門診有效進行，保險公司有機會視之為「無醫療需要」而不作出賠償。

一杯「茶走」下肚，七叔終於提振了精神，但想想還是覺得不對頭，拉著齊智保又連番提問起來。「智保，七叔並非『貪過癮』要去住院，而是醫生吩咐的檢查。難道醫生説的話也不該聽嗎？」

齊智保正在水吧忙得不可開交，匆忙間只得腦筋急轉彎，回應道：「七叔，你覺得蛋治『烘底』更美味，但亦有茶客認為要加兩元不划算。不同人就同一件事各有看法，醫生的建議自然是專業判斷，而保險公司亦是根據合約條文作出理賠。所以説，入院檢查能否獲得理賠，重點在於有沒有理由支持有關檢查必須在住院期間進行。」

醫療需要的理念

七叔對於「醫療需要」的看法，其實亦是坊間最常見的誤解。

在投保人的角度而言，或會認為「醫療需要」即等同於醫生經診斷後作出的建議，因此若賠償不似預期，難免會有所不滿。惟在理賠時，保險公司就「醫療需要」的考慮因素包括醫生建議、保單合約條文、受保人入院的理由及當時情況等。投保人應理解，醫生的專業建議與保險合約精神，兩者的角色並非二元對立，反而是相輔相成——彼此都是以一宗醫療事件的不同持份者身份互相配合，為投保人提供最佳服務。

時鐘指向 7 點正，忙碌的清晨果然是最好的運動。

齊智保沖泡好最後一杯奶茶，耍幾式太極鬆動筋骨後，正打算跟父親道別上班去。誰知一轉眼，齊老闆卻離開了收銀櫃枱，消失於廚房門前，齊智保只好繼續等待。七叔倒是把握機會連番追問。

「聽説隔壁地產舖的周小姐兩年前也住院進行相同的檢查，最終住院期間開支全數獲得賠償。為甚麼我卻有機會沒得賠？」

「七叔，所謂『醫療需要』，不是看做了甚麼，而是看為甚麼要做啊。」齊智保面向七叔，眼看著時鐘，心想著快遲到，但仍沒有離開。

此時，齊老闆終於現身了！只見他提著外賣紙袋匆匆走到兒子身旁，將紙袋一把塞到智保手中，陣陣葱花蛋治的香氣撲鼻而來。「別光顧著工作，早餐也是要吃的。」

符合「醫療需要」原則

為甚麼地產舖的周小姐可全數獲得賠償，但七叔卻有機會沒得賠呢？這個疑問正好反映出一般市民對於「醫療需要」的因果關係未具清晰理解，不妨讓我們舉例説明一下。

假設 A 小姐與 B 小姐同樣在醫生建議下住院，進行乳房造影檢查，結果前者被拒絕賠償，而後者則獲賠償。為甚麼同一項檢查，卻會出現不同的理賠結果？這並非肇因於「哪一種檢查」，而是源於「為了甚麼去檢查」。

原來，A 小姐住院進行乳房造影檢查的目的純粹為了檢查身體，並不符合「醫療需要」原則，故其索償便不獲保險公司接納。至於 B 小姐則由於乳房粉瘤而須住院檢查，並於住院期間進行了切除手術，基於該次檢查具有醫療程序上的必要性，符合「醫療需要」條款，保險公司便根據合約而作出賠償。

雖然 A 小姐與 B 小姐同樣「住院檢查乳房」，惟實際住院理據的差異，導致了截然不同的理賠結果。由此可見，符合「醫療需要」的索償並不能僅以片言隻語作簡單劃分；反之，就個別事件作獨立考慮，才是最合理的處理方法。

4.3

合理及慣常費用

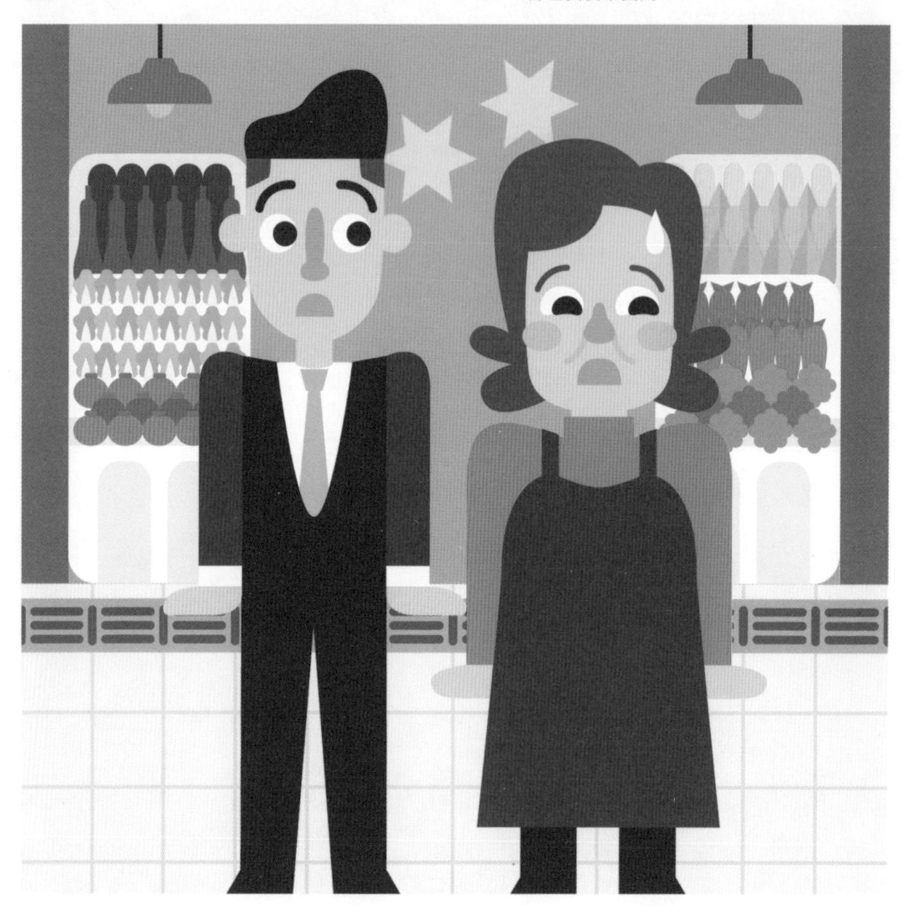

「爸，我們快一起去華麗百貨。媽剛打來求救，説被困住了！」齊智保剛掛斷電話，立時向齊老闆匯報。

知妻莫若夫，相對智保的十萬火急，齊老闆卻氣定神閒得多：「失控購物後遺症，只不過是要找幫手搬戰利品！」

齊老闆抵達時，旋即被齊師奶和金蘭姊妹美芬腳前的「鑄鐵鍋山丘」所震懾。「竟然買了 15 個煲！千多元一個，短短半天就花了 2 萬多元！」

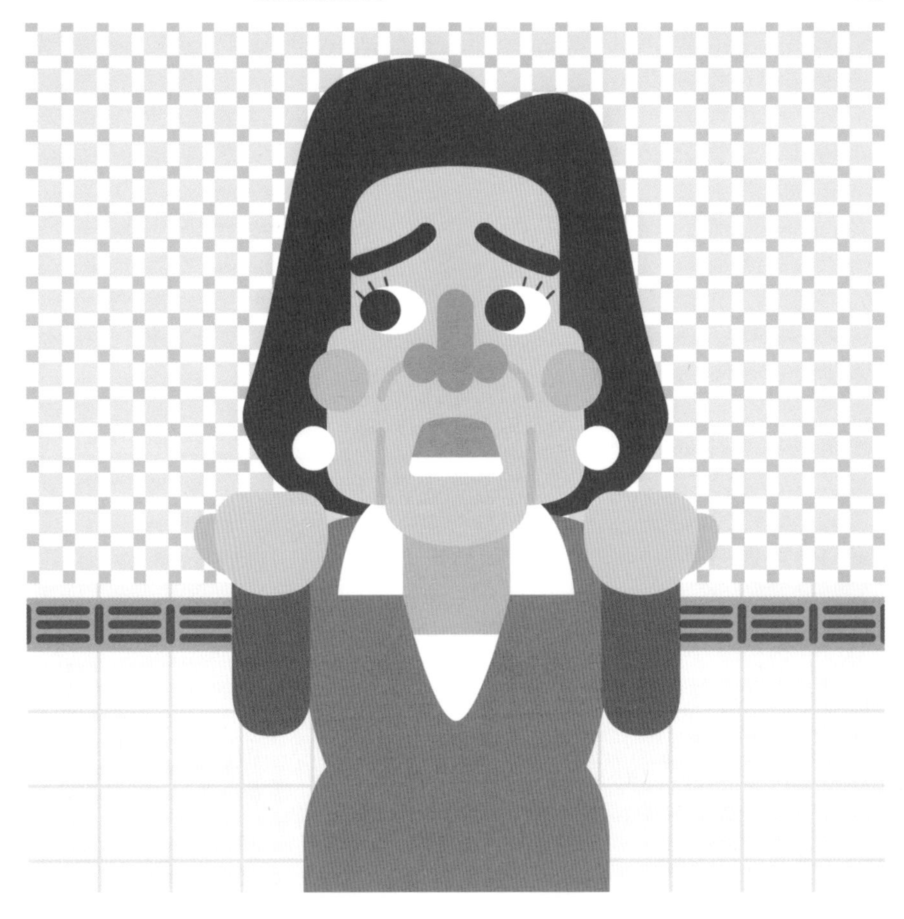

不過埋怨的話說到一半，齊老闆也得住了嘴，皆因美芬突然身體不適，手震發冷，齊老闆只好連忙與智保將她扶上車休息。

原來美芬過去一年身體狀況欠佳，顯著消瘦，更出現間歇性呼吸困難。上月接受了「細針抽取細胞檢查」，證實患上雙側甲狀腺結節，醫生建議本月底進行雙側甲狀腺結節切除手術、頸腺活檢及切除手術。

她在車上長嗟短嘆，一方面是為手術擔憂，另一方面卻因保險公司的決定而疑惑：「保險公司說，手術的合理收費大概是 10

萬元，預先批核的賠償額為 11 萬 5 千元，但我的醫生報價明明是 18 萬元，差價竟要我自己負責，真不明白為甚麼得不到全數批核。」

「合理及慣常」費用

美芬明明買了保險，醫療開支卻無法全數獲賠，難免令她抱怨。其實她要明白保險公司只賠償合理收費背後的因由，保單內的「合理及慣常」條款是釐定醫療賠償金額的重大原則。

保險公司對「合理及慣常」收費的評估，主要參考各私家醫院、醫療機構、外科醫生、索償數據，以及醫院管理局私家服務就同類型的手術的收費。手術總收費取決於手術種類、病房級別、私家醫院及醫生收費、住院日數等，因此費用會有差異。例如常見的胃鏡、結腸鏡檢查或瘜肉切除手術，普通病房與私家病房的收費差異可高達 2 至 3 萬元。

保險公司作為醫療保障的把關人，須於履行理賠責任的同時，恪守「合理及慣常」原則，以在整體上維護公眾權益。試想想，若保險公司隨意賠償，結果會怎樣？長遠便會推高醫療通脹，令保險成本增加，最終透過調高保費轉嫁至投保人身上，未投保者則有機會因無法負擔異常昂貴的私營醫療服務而失去選擇權。

在美芬的個案中，保險公司參考了市場收費水平，確認同類手術的「合理及慣常」費用大概為 10 萬元。考慮到美芬的醫生的專科經驗，保險公司預先批核賠償金額 11 萬 5 千元，已較同類手術的合理收費為高，維護了投保人的權益。

齊智保指出，保險公司以「合理及慣常」作為審批索償原則，是出於守護社會資源和保障所有投保人的利益，避免濫用及令醫療通脹失控，如脫韁之馬，屆時大眾均受影響。

而在回家路上，美芬突然想起：「既然跟醫生報價相差這麼遠，我不申請預先批核，到時拿著單據實報實銷可以嗎？」

智保解釋道：「當然可以拿著單據實報實銷，但不論是申請預先批核或實報實銷，保險公司都會根據保單條款內的『合理及慣常』原則賠付醫療開支，而超出保障範圍的開支則需由病人自行支付。」

申請索償預先批核

香港醫療費用昂貴，一個手術等閒十多萬元。患病時，不少人但求得到治療，忽略了經不同的醫生或醫院治療，費用可以有很大差距。為清晰掌握開支預算，受保人宜於取得醫生手術報價後，向保險公司申請索償預先批核。如保險公司發現有收費過高的情況，一般會通知受保人獲批的數額。情況就如美芬的預先批核額較醫生建議的收費水平為低，反映保險公司認為該項手術收費比市場標準為高。作為病人，可在入院前仔細考慮是否值得自掏腰包支付差額，或再尋找其他方案。

另一方面，部分投保人若本身持有多於一份個人住院保障，或公司提供的團體醫療保障，亦可於手術前了解保單條款、索償要求及程序等，當完成預先批核的正式索償，可到第二間保險公司申請賠償，以減低自費金額（詳情將於第五章〈醫療保險索償〉再作説明）。

了解醫療服務收費

近年政府推動私營醫療服務提高收費透明度，以保障消費者知情權及加強市場競爭，要求私營醫療機構以綜合表列方式，公布在一段特定時間內使用標準病房的常見非緊急手術收費，一般包括以下資料：

- 反映中及高價位的中位數的收費詳情。除了總收費，表內會列出 3 大主要費用：
  i) 醫生費，包括醫生手術費及醫生巡房費 / 專科醫生費；
  ii) 麻醉科醫生費；
  iii) 醫院費，包括醫院服務費、住宿費、手術消耗品及相關物料費用、護理費、核對總和檢查費、藥物、餐膳、飲料和一般雜項的費用。

· 平均住院日數

收費表內羅列常見的非緊急手術，如非住院胃鏡、結腸鏡檢查及／或瘜肉切除術、疝氣修補術（修補小腸氣）、乳房腫塊切除術、膝關節內窺鏡檢查，以至美芬即將接受的甲狀腺結節切除術等。病人入院前收到醫生報價後，在網上搜尋相關的手術費用作比較，便可知悉其醫生的收費與參考收費表的差異，令消費者作出明智的選擇及安排。

有些私家醫院亦在網站公布不同等級的病房收費，及／或手術套餐的基本收費。不過，謹記絕大部分私家醫院所公布的價錢只是「估算」，而非「報價」，不可將之等同出院帳單。因為手術所花的時間及複雜程度會影響實際收費，即使進行同一項手術，基於每人身體狀況不同，手術前檢查和手術過程所使用的工具、儀器、藥物及消耗品等也有差異，這些都會反映於正式收費上。

另外，病人亦可參考醫院管理局（醫管局）公布的公立醫院「私家收費表」。近年政府為增加透明度，令收費更清晰，表內已列明私家症各項服務的收費水平。詳情可瀏覽醫管局網頁：www.ha.org.hk。

「智保，現在回家，載我去醫院見老陳！」

齊智保一接電話，就收到齊大俠的命令，如丈八金剛摸不著頭腦，但抵不住爺爺連番催促，於是剛送完美芬，又趕忙回家，在樓下放下齊老闆與齊師奶，再載齊大俠前往醫院。

「爺爺，出了甚麼事？」

「老陳失蹤了整整 3 天，初時我也以為他出了事，原來是兒子及媳婦外遊期間，交託他照顧的 3 歲孫女細寶突然持續發燒，還患上支氣管炎，幸好趕及送院留醫，但已把老陳嚇得半死。作為老友，我當然要來替他打打氣，也看看有甚麼可幫忙。」到了醫院，齊大俠邊說邊找病房位置。

兩爺孫一推開病房門，已傳來陣陣餸菜香味。

「老齊、智保，來得正好，新鮮熱辣四餸一湯剛送到！生炒骨、香草魚柳、菜心炒牛肉、白汁雞皇意粉，我還叫了燉湯呢！」

「老陳，聽說在病房點餐很貴的。」齊大俠為老友大破慳囊而心疼，陳伯卻豪氣地說，「這餐飯是保險公司請的。」

原來今天中午陳伯聽到隔壁床的病童親友點餐，一問之下，才知道住院保險竟然提供膳食保障，驚覺過去數天錯過了「權益」，所以把握孫女明天出院前的最後機會，盡情點菜，大快朵頤。

陳伯正興奮，卻見齊智保沉默不語且眉頭深鎖，莫非暗示他太貪小便宜？陳伯雅興被掃，難免怫然不悅：「世侄，雖然你打保險工，但不用為東家心疼，這是我們買保險的福利，不吃白不吃。」

齊大俠見氣氛轉僵，連忙跟齊智保打個眼色，再拍拍陳伯肩膊打圓場：「老陳說得有理，保險公司已預算了要支付這筆錢，更何況老陳過去兩天半也沒有在醫院吃過一餐，今天多叫一點也不過分吧！」

齊智保望望在病床上熟睡的細寶，說：「你們誤會了，我只是擔心這餐未必賠得足。」

一句話只嚇得兩位老人家臉色蒼白，齊聲追問：「怎會這樣？」

何謂「膳食費用」

住院保險的「膳食費用」項目是賠償受保人以登記住院病人身份留院、於接受治療期間所涉及的膳食費用，並且須符合「合理及慣常」的賠償基本原則。當保險公司接獲「膳食費用」的索賠要求時，會衡量有關費用是否正常、合理，及確實為受保人享用的實際支出，作為理賠時的依據，以避免出現濫用。

陳伯的孫女細寶是這次的受保人。保險公司在處理理賠時，會

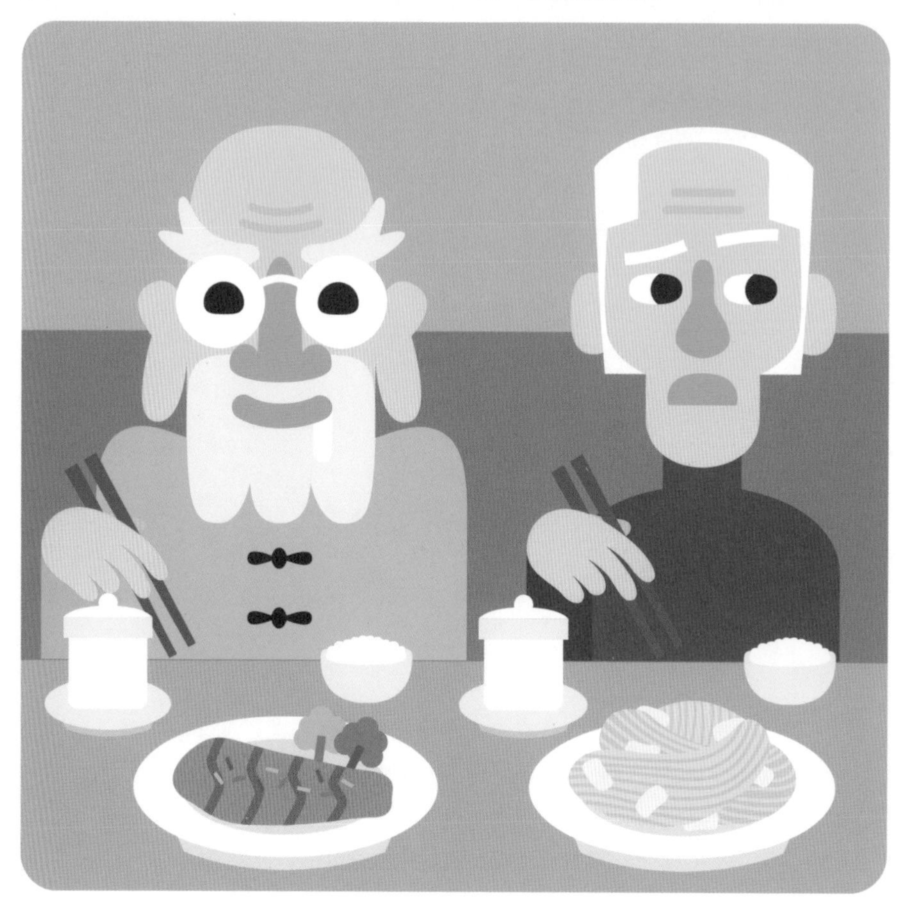

考慮一個持續發燒不適的 3 歲小朋友能否吃下當日所點的全部食物。餐點還包括了油膩的生炒骨及味道濃郁的燉湯，亦有違大部分家長為患病子女揀選清淡飲食，盡量避開油膩、煎炸或難以吞嚥的食物的做法。保險公司會根據患病幼童正常飲食分量標準評定合理膳食費用，例如以每餐只吃簡單清淡食物，如粥、麵或飯的基礎下，決定所批出的「膳食費用」金額。

齊智保解釋保險公司的膳食理賠原則後，陳伯頓時呆在當場、

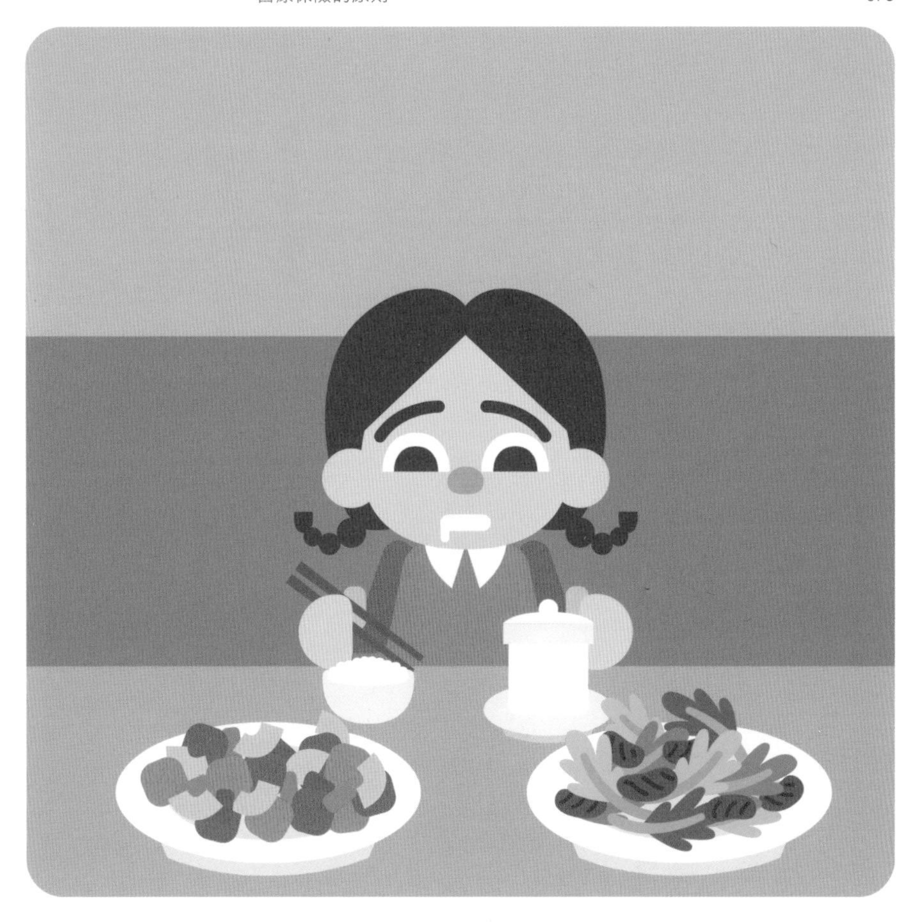

面如土色，猶如頑童闖禍後不知如何收拾殘局。

「一碗粥 30 元，難道保險公司只賠 30 元？」陳伯心急如焚，立時搶起餐牌計數，一邊喃喃自責：「生炒骨 88 元⋯⋯燉湯每盅 70 元⋯⋯總數要 600 多元呢！今次慘了，細寶老竇一定罵我這個老懵懂⋯⋯」

眼見老友發愁，俠骨丹心的齊大俠亦無法袖手旁觀，傾盡僅有的保險知識加上想像力，試圖安慰陳伯。「老陳，剛才智保只是說未必賠足，細寶明天才出院，留院 4 天，就當她每日 3

餐吃粥，一天膳食支出 90 元，4 天都有差不多 400 元。」說罷一拍心口，豪氣地說：「餘下 200 元就由我來付罷！」

齊智保又好氣又好笑，不忍兩老肉赤，只得搖頭笑道：「爺爺，不清楚保險條款就不要胡亂演繹，否則誤導了陳伯或其他人，不免又重蹈覆轍了。」

此時，細寶正好睡醒過來，發燒的小臉紅通通的，甚是可愛。智保摸摸細寶頭頂，笑道：「今餐我請客吧，算是慶祝細寶明天出院。」

「膳食費用」計算方式

齊大俠胡扯一番固然要不得，但誤打誤撞亦帶出一些為人忽視的細節。不妨深入了解一下「膳食費用」的具體計算方法。

首先，應了解「膳食費用」所屬賠償類別。部分傳統醫療保險計劃會將「膳食費用」劃入「每日住院及病房膳食費用」一項，即是說每日病房租金及膳食不可超出保障項目表上所列的每日最高賠償額。假設細寶的住院計劃每日「住院及膳食費用」賠償上限為 800 元，而每天病房費用低於 800 元，餘款可撥用作膳食開支索償。

「膳食費用」的計算方式乃按留院期內每日獨立計算，而非日數總和。因此，投保人不可採用「拉上補下」方式攤分膳食開支。假如扣除病房租金後，細寶的住院計劃可索償的每日膳食開支為 200 元，由於首兩天陳伯未有為細寶點餐，沒有全數使用的餘款也不能撥入其他日子使用。也就是説，細寶住院 4 天若只有一天點餐，亦只能就該日所點餐費作出索償。

因此，細寶最終能否獲得「膳食費用」賠償，以及實際賠償金額，除要符合前述「合理及慣常」原則之外，亦要視乎計劃內「住院及膳食費用」的每日最高賠償額及病房費用，才能計算清楚。

4.4

投保前已存在狀況

「智保、保宜，來揀車嗎？歡迎歡迎！」

發達車行的型男銷售員伍哥是「利群」熟客，見二人進門，秒間展開職業笑容，輕鬆端正領帶的同時，順手瀟灑一揮，動作自然流暢地介紹身後的巨型宣傳橫額。「這款新車現時做『零首期』優惠，只要出示車牌，就可以把車子駛走。首五名還送1千元超市禮券，名額只餘一個，萬勿錯過呀！」

齊保宜聽見「超市禮券」立時雙眼發光，二話不說搶過齊智保的錢包，拋下一句：「車牌借來一用！」隨即消失得無影無蹤。

原來，今天是顧家南首次考車牌的大日子，他一大早便信心十足地著智保帶同保宜去揀車，待自己「1 Take Pass」後即趕來會合。

齊智保拿她沒辦法，但亦難以抗拒這輛「男人的浪漫」，正想跳上駕駛座感受手排車的美妙手感之際，整個人卻被人從後硬生生拉到車尾。回頭一看，只見顧家南神色慌張。齊智保心感不妙，但一聽之下，還是差點以為自己聽錯了。

「甚麼?! 視力測驗不及格?! 即是說，你還沒開車就『肥佬』？」

顧家南連忙做個噤聲手勢，滿臉通紅，聲細如蚊：「你知我近視不深，不常戴眼鏡，報名時忘了申報。怎想到，視力測驗原來不准戴眼鏡！我不是有心隱瞞，考官也太不通人情了……」

「姐夫，這不是隱瞞與否的問題，而是事實上『已存在』啊！」

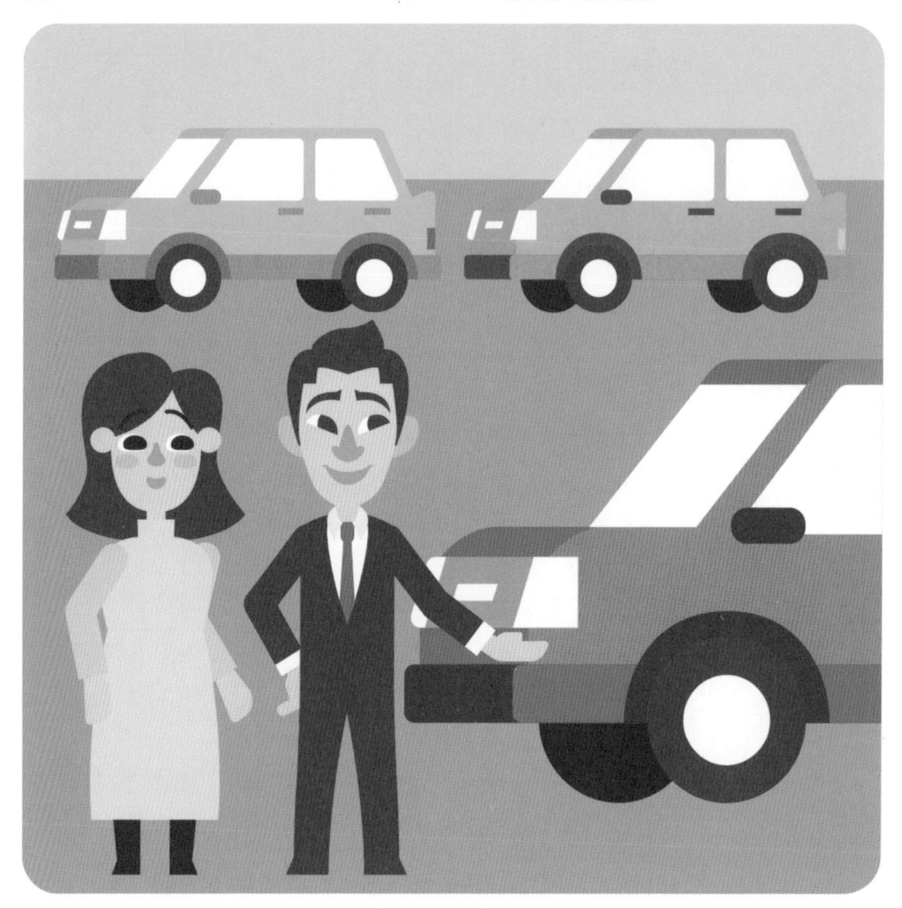

齊智保沒好氣地說：「考牌官不准你『選擇性戴眼鏡』，就像投保前已存在狀況屬不保事項一樣，都是為了其他使用者著想啊！」

投保前已存在狀況

顧家南這次真的大意了！若馬路上充斥著視力欠佳又不佩戴眼鏡的司機，作為一個普通駕駛者，為確保自身安全，也不得不

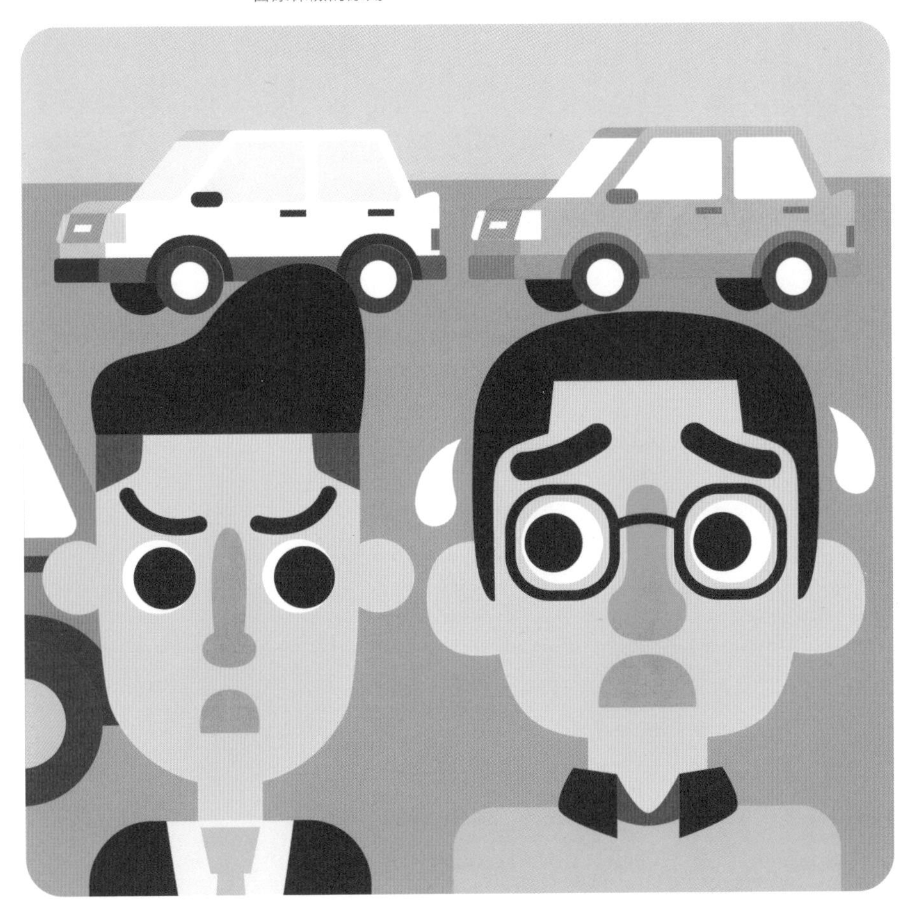

放棄駕駛吧。駕駛考試正是以整體道路使用者的利益為大前提，排除不願意遵守規定的司機。同理，醫療及危疾保險一般會將「投保前已存在狀況」納入不保事項，就是為了避免害群之馬的出現，損害整體投保人的利益。

眾所周知，保險是一種風險轉移的機制，雙方使用的「交易貨幣」就是保費。在醫療保險而言，被轉移的風險就是意外或疾病引起的醫療開支。「風險」是指一些可能會發生，但仍未或不曾發生的事；已知的情況不是風險，而是事實。「投保前已存在狀況」是指受保人在保單生效前曾因任何徵狀接受或被建議接受治療，或一個謹慎人士會合理地根據該徵狀而尋求治療。這個狀況屬於「事實」而不是「風險」，此即是「已存在狀況」作為不保事項的基礎原理。

風險評估是建基於真實資訊，如此，買入風險的一方（保險公司）才能準確估算應否為賣出風險的一方（投保人）承接風險；即使風險過高，雙方亦可以透過支付溢價等方式來作出修正。情況就有如視力不佳的人亦可投考駕駛執照，但前提是必須如實申報，並透過戴眼鏡等方式進行修正。

然而，若考生的視力標準並無規範，其他道路使用者就會因無法評估風險而放棄駕駛。至於在保險上，最常見的例子，就是健康情況最不理想的人往往具有最高的投保傾向；而為了較低的保費，他們亦有較高動機隱瞞已存在的健康問題。

試想想，當大多數的投保人都屬「健康高風險群」時，理所當然地，索償數目及金額亦會高企。如此下去，理論上會出現以下情況：低風險群將無可避免於保費上補貼高風險群。漸漸，保費變得昂貴，低風險群投保意欲下降，而高風險群則會選擇續保，從而產生風險不平衡現象，亦未能滿足風險分攤的原則，最終令保險公司退出市場，或保費上升至高風險群亦買不起保險的整體「多輸」局面。

正因如此，無論是道路使用也好，醫療保障也好，作為一個風險池的縮影，在整體利益的大前提下，合理地設置風險規限，以避免道德危機，可以說是必須的。

正當齊智保與顧家南密談之際，伍哥一撥梳理整齊的髮鬢，瀟灑地加入圈子，但一開口卻似乎搭錯線：「雖然男人都欣賞大功率跑車，但女人都傾向慳油車。家南，你還是死心罷。」原來二人面向的正好是一輛 3,000 CC 跑車，因而令伍哥會錯意。

「保宜不懂汽車，瞞著她就行。」顧家南表情尷尬，隨口敷衍，只想盡快打發他離開。

「隱瞞？一張入油賬單就讓你無所遁形！」伍哥卻未能意會，反倒站定腳跟繼續攀談。「說起來，這輛車子本已售出，但客人因『隱瞞』而出事，最後只能賠訂重售。只不過隱瞞的不是入油賬單，而是保單。」

這一來卻輪到齊智保大感興味。一問之下，原來伍哥的熟客去年底曾進行身體檢查，報告結果顯示其膽固醇指標及鼻咽癌診斷指標偏高，醫生建議作進一步診斷，但他因事繁未有跟進。早前熟客因喉嚨痛及耳疼入院，獲診斷為早期鼻咽癌。不幸中之大幸，是鼻咽癌尚屬早期，康復率高，加上年初剛買了一份醫療保險，熟客有感醫療費「有著落」，頻呼好彩之餘，滿心歡喜訂購 Dream Car「沖喜」。誰知保險公司卻以「投保前已存在狀況」為由，拒絕理賠。熟客最後只好放棄買車，將錢改用於醫療費上。

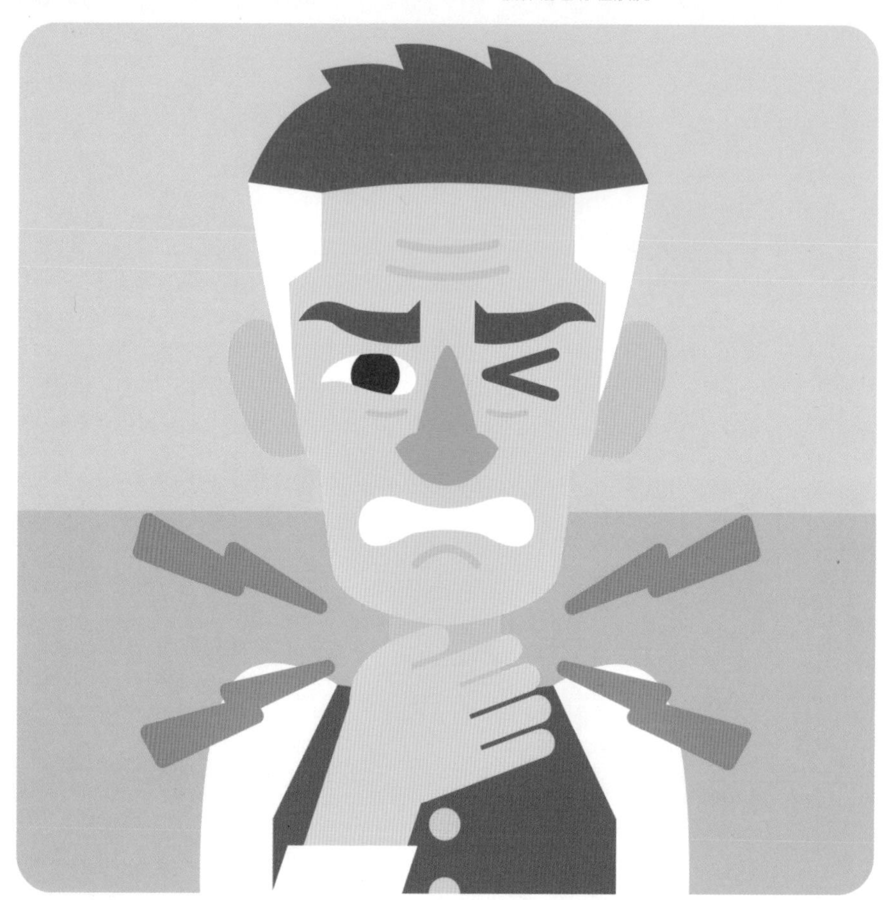

「他在投保前已跟足程序做身體檢查，當時醫生又沒有確診他患癌，保險公司也是衡量了風險才受保。明明保單已生效，卻推說有病徵不賠，保險公司真精明啊！」

伍哥靠在車身上，蹺起雙手，重重嘆了口氣，唏噓的鷹目彷彿在訴說著保險公司令他損失生意的怨懟。

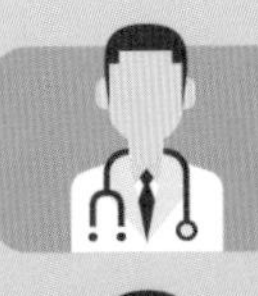

曾被確診並知悉狀況存在

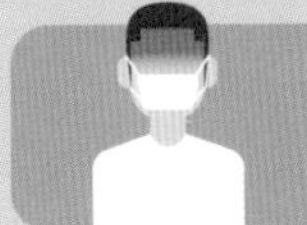

曾出現明顯病徵

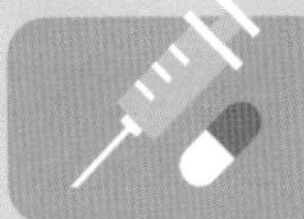

正接受或被建議接受治療 / 檢查

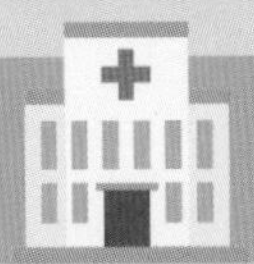

曾因此住院或被建議住院

投保前已存在狀況

判斷已存在狀況

伍哥的想法亦是不少投保人的疑惑，此間涉及兩個有關「投保前已存在狀況」的常見誤解，且讓我們一一拆解。

首先，是「保單生效後借故拒賠某狀況」的誤會。這裡有一個隱藏的保險原則，是「保單生效當刻，保險公司到底保了甚麼」。一般的誤解，是承保當刻的合同對象是「受保人」本身。惟一如前述，保險承保的是風險，而非事實，故準確的說法是承保「受保人當刻及以後的狀況」。換言之，過去的事情，除非已向保險公司披露並獲得批准，否則並不包括在內。

保險公司一般會根據以下原則判斷「投保前已存在狀況」：

1. 曾被確診並知悉狀況存在；
2. 曾出現明顯病徵；
3. 正接受治療／檢查，或被建議接受治療／檢查；或
4. 曾因此住院或被建議住院。

伍哥的熟客雖然在投保前未被確診患上鼻咽癌，惟相關病徵（即「鼻咽癌診斷指標偏高」）於投保前已出現，而且亦曾被建議接受檢查，換言之，該狀況屬於「投保前已存在狀況」，故保險公司無法作出理賠。

另一個誤解，是受保人認為保險公司在投保時既已「驗車收貨」，但理賠時卻無端追溯前因並反悔。這裡指的疑惑是「收貨的時間點」。

一般商品買賣流程，交收當刻雙方驗明正身、貨銀兩訖，交易便告完成。惟人體是一部精密機器，疾病及病徵亦有緩急疏密，一些疾病在確診前，徵狀或已持續出現了一段時間，一如醫生建議伍哥的熟客跟進檢查，雖然他未有適當處理，但不代表鼻咽癌的病徵沒有存在。因此，保險公司一般不會以狀況的名稱作判斷，而是按專業判斷定案相關病徵是否屬於投保前已存在，以及投保人是否已於投保時完全披露資料。其中的考慮點，包括該狀況是急性或慢性、持續出現或獨立病症，以及出現的頻密及嚴重程度等。

舉例說，某人於多年前曾患有痔瘡並切除，其後他於投購醫療保險時完全及正確地披露過往病歷，保險公司根據其所披露的資料，經核保審查後，決定接受他的投保，保單亦不需要附加「不保事項」。這樣，即使他其後因患上痔瘡而接受治療並申請索償，保險公司仍會就此作出賠償。

當然，基於同樣的徵狀可反映不同的原因，故保險公司在對待每宗理賠時，都會視作個別事件，並視乎個別保單的條款而定。情況就有如汽車油表板標示油量偏低，固然可能只是油缸見底，但若油表板在入油後仍頻頻顯示低油量，就有可能是汽車油缸或油表板出現問題。

忽然一陣「嘩啦啦」的鑼鼓聲響，伴隨著車行全體職員的熱烈掌聲。齊保宜帶著勝利者的微笑，洋洋得意地朝三人走來，一邊揚著手中的單據。

「恭喜家南成為車主，新車一個月後便可抵港交付了！」伍哥大喜過望，完全沒留意顧家南表情尷尬。然而，當駕駛考試成績被迫公開時，伍哥還能勉強擠出職業笑容，齊保宜一張俏臉卻已蒙上特厚陰霾。

「視力測驗不及格？這是怎麼回事？」

「家南，無牌駕駛是犯法的……」

二人忙著逼問顧家南，齊智保卻驚覺事有蹺蹊，連忙擠開兩人，追問齊保宜：「家姐，你和姐夫都沒有車牌，車子怎能落訂？」

這回卻輪到齊保宜面露尷尬之色：「呀……剛才不是借用了你的車牌嗎？」顧家南也連忙補上一句：「你放心，我很快會補考成功，合格後轉回給我就行了！」

「對對對，不用擔心。」伍哥喜聞生意重臨，也瞬即提振精神，拉開車門招呼家南：「來，先試試看手感。」

顧家南依言坐上駕駛座，「先入一波、撻匙、戴安全帶……」

智保面如死灰，與伍哥面面相覷。半晌，一把搶過保宜手中的單據，道：「伍哥，我們保險產品設有『冷靜期』，另外還有『等候期』，姐夫的新車還未抵港，現在可以不要嗎？」

伍哥隨即露出職業笑容，潔白牙齒閃亮：「智保，我們沒有『冷靜期』或『等候期』，新車雖未抵港，訂金也不能退回啊！」

冷靜期及等候期

「冷靜期」及「等候期」都發生在保單開始的初段時間，「冷靜期」指投保人在投保後的 21 天內有權通知保險公司取消保單並退回已付保費；「等候期」則指保單生效後一段指定時間內，雖然受保人須如常繳付保費，但因疾病住院不會獲得保障，意外受傷則不受等候期所限。一般而言，醫療保險的等候期約為 30 天。

不過，此舉卻令坊間不少人深感好奇：為甚麼在等候期間無法享受保障，卻仍要支付保費？那豈非對受保人不公平，而保險公司則單方面「著數」！其實，保險等候期與買車落訂有相似之處，同樣是一種令買賣雙方風險平衡的機制。既然齊智保忽然「被榮升車主」，我們亦不妨藉此機會解釋一下這個概念。

一般商品買賣過程中，落訂等同於雙方達成一項「推定契約成立」的協議，齊氏姊弟支付訂金所得的權利，就是伍哥的車行有義務確保汽車抵港後交付而不會轉售他人。也就是說，支付訂金確立了預訂者的擁有權，此舉尤其常見於一些受歡迎商品。

惟有別於一般商品買賣，雙方均可提出變更或取消合約的要求，保險保單在這方面則屬於單向形式——基於監管機構對受保人的嚴謹保障，故保單一經簽發及交付，未經保單所有人同意，保險公司是不能單方面取消或修改的。

因此，保險公司唯一方法便是做好核保把關工作。然而投保人的身體狀況只有本人最清楚，保險公司在核保時再嚴謹也好，實際上相當大程度仍需依賴投保人如實披露。如前所述，「已存在狀況」源於資訊不相符。設想一下，若所有醫療保障都不設「等候期」、投保後可以馬上索償，那會發生甚麼情況呢？

有些投保人或傾向不完全披露身體狀況和病歷資料，待保單順利獲批後便盡快尋求治療並提出索賠，影響其他投保人利益。

其實，只要投保人如實披露所有病歷資料，經保險公司審核後，如決定接受投保及不帶任何不保事項，那麼該些「已存在狀況」亦同時獲保險公司接受承保，並會履行保單合約精神，作出賠償。

保險市場與時並進，產品亦不斷優化，目前亦有一些保險公司提供不設等候期的醫療保險產品，但須注意理賠時審查或會較嚴格。

CHAPTER

5

醫療保險索償

「智保，快來醫院，我受不了啦！」

聽到齊老闆在電話裡哀號，生怕他有甚麼事的齊智保趕忙前往醫院。

早前齊老闆到私家醫院檢查，發現冠狀動脈血管腔收窄，被醫生建議做「通波仔」手術，今天便去了醫院覆診，跟醫生商量手術時間及手術前準備。智保擔心齊老闆又檢查出了甚麼新毛病，一路上憂心忡忡，到了醫院，卻看到齊老闆好端端地坐著。齊師奶沒好氣地坐在一旁，一看到智保就忙打眼色。

齊老闆見到兒子出現，隨即吐苦水：「醫生建議我下星期三做手術，也就是馬上要交 10 多萬元手術費啊！」搖搖頭，嘆道：「雖然說可以申請醫療保險索償，但一想到馬上要交 10 多萬給醫院，又不知道甚麼時候才可以收到賠償，賠多少也是未知之數，好像還要填一堆表格，我的心臟又要受不了啦。」

智保聽了，連忙安撫說：「爸爸放心，你的保單可以申請預先批核服務，這樣手術前就可以知道賠償額，心裡有數，出院的時候只需支付差額，甚至不用找數。」

「真的嗎？手術費還能預先批核？」

「對啊，雖然預先批核服務不等於保險公司正式批出賠償，不過可以不用在入院時自己繳交一大筆費用，而是由保險公司替你直接繳付有關住院開支，你也不用那麼『肉赤』了。」

齊師奶在一旁聽了，說：「就說有乖仔在，你不用擔心，這幾天放心準備做手術吧！」

醫療保險索償

齊老闆不用擔心！

醫療保險索償是很多投保人關心的重要一環，保險公司對於索償有完善安排，投保人毋須為龐大的醫療費用擔憂。索償一般有先繳住院費用及手術前預先批核兩種形式，申請程序亦有所不同。

一般索償

如果齊老闆的「通波仔」手術是以先繳醫院費用，後向保險公司申請的方式索償，就要在出院時先自掏腰包找清 10 萬元的費用，然後才向保險公司申索。一般來說，提交索償申請時需要具備以下的文件：

基本文件

- 住院及手術索償表（投保人必須填妥及簽名，部分內容須由主診醫生填寫，並附醫院或醫生蓋印）
- 收費單正本
- 醫院收據正本

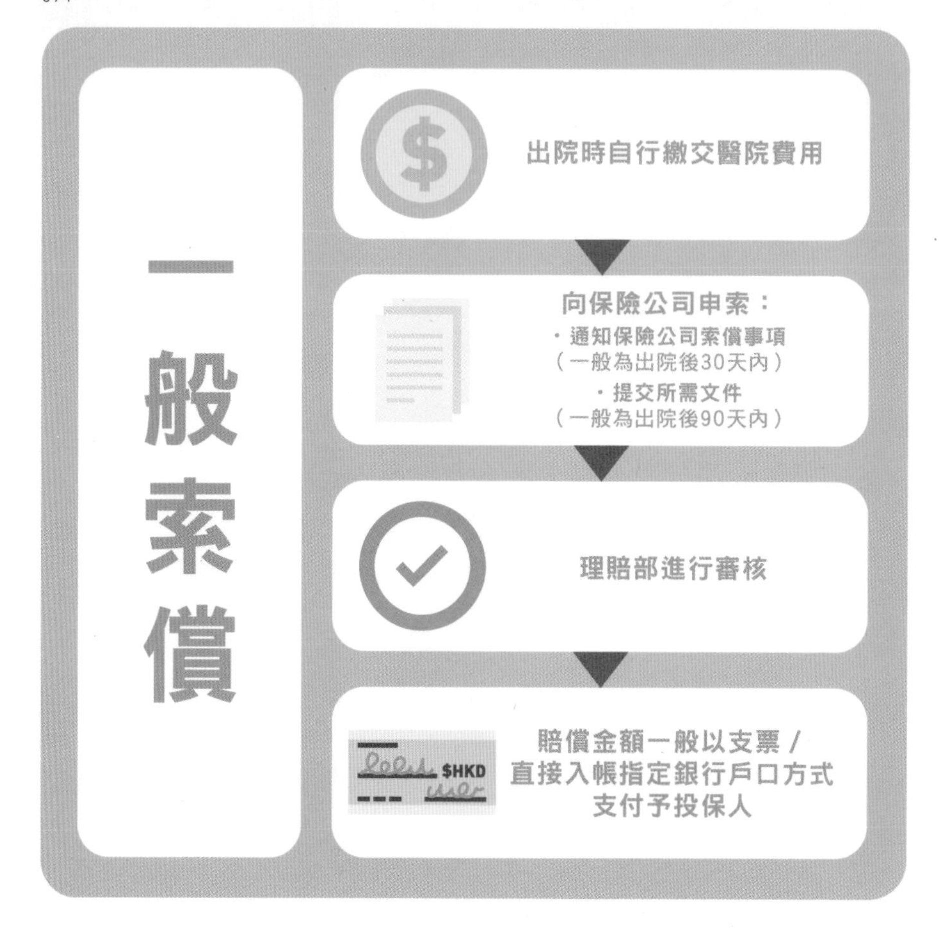

- 醫療報告／檢驗報告副本
- 保單持有人及病人的身份證／護照副本

其他文件（如適用）

- （如已獲其他保險公司支付賠償）其他保險公司賠償結算明細表的核實副本
- （如入住公立醫院）出院紙及列明診斷結果的病假證書
- （如涉及交通意外）警察報告／交通意外報告／警察口供紙副本

預先批核服務
入院前預先
填妥「入院前登記表格」
申請索償
保險公司發出
「住院付款保證信」
出示身份證明文件及
「住院付款保證信」
副本登記入院手術
醫院會將有關資料
遞交予保險公司作審批
理賠部進行審核
住院開支超出保障範圍時
保險公司會發出
「差額付款通知書」
(以上流程只供參考，不同保險公司的流程或會不同。)

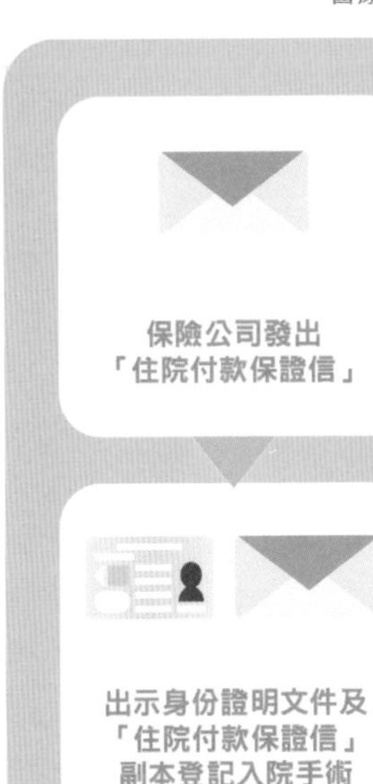

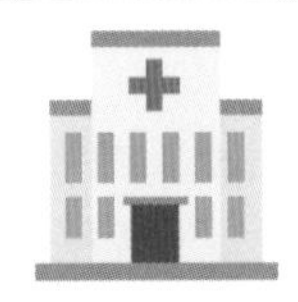

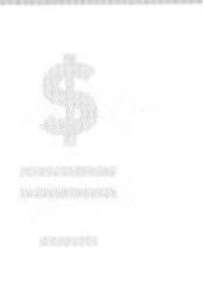

值得注意的是，索償的申請有期限，一般為出院後 30 至 90 天，視乎保險公司的理賠政策及所揀選的計劃而定，即是說在這段期間，投保人需通知保險公司有關索償事項，並將指定資料提交予保險公司。保險公司收到索償申請後，理賠部會進行審核，檢查資料是否足夠，索償是否符合保單條款，有需要時會要求投保人提交其他補充資料，或索取單據。須留意的是，假如投保人利用不正當的形式，提供不實的醫療開支明細或虛構並無接受的醫療服務，以獲取賠償，則會構成欺詐行為，保險公司會拒絕賠償。若個案資料齊全，亦無其他後續跟進事宜，保險公司在完成審批後，便會將賠償金額以支票或戶口轉

帳方式支付予投保人。

預先批核服務

除了傳統賠付方式，有些保險公司亦提供預先批核服務，齊老闆所選購的住院及手術計劃亦屬其一。齊老闆若為免失預算，可選擇此服務——一般為在入院前指定工作天內申請預先批核，便可在手術前知道保險公司的大約賠償額或是次住院獲保險公司批核的金額，而投保人出院時亦毋須繳付醫院的帳單。

要申請預先批核服務，受保人須先填妥「入院前登記表格」。該表格首部分包括保單資料及收取差額的信用卡授權書，另一部分則由主診醫生填寫醫療、治療、診斷詳情，以及估計所需的醫療費用及留院日數等。

若成功申請，保險公司會向投保人發出「住院付款保證信」，並從授權的信用卡中保留訂明的信用額，作為出院時需要收取費用差額時之用，直至理賠程序完結為止。受保人在入院當天需出示身份證明文件及「住院付款保證信」副本登記，一些保險公司可安排病人在出院時毋須結帳，免卻短期資金周轉的壓力，只要在醫院提供的住院索償表格上簽名，醫院便會將有關資料遞交予保險公司作審批。

惟須注意，不應將「預先批核服務」等同於索償已獲正式批出。因為在出院後，保險公司仍會就個案作正常理賠程序，例如確定投保人所患的疾病並非投保前已存在狀況，在投保時沒有漏報或隱瞞重要事實等，否則保險公司仍有權向受保人討回相關住院費用。另外，若任何住院開支超出保障範圍，保險公司亦會發出「差額付款通知書」，要求投保人繳付這些未能獲得賠償的收費差額。

承保商專業守則

順帶一提，香港保險業聯會為確保會員公司為市民提供優質服務，故推出《承保商專業守則》(Code of Conduct for Insurers)作為自律監管的指引，鼓勵承保商在與顧客簽訂保單及處理索償時，秉承優良保險慣例。

守則為承保商就多個範疇提供標準，當中包括「第三章：索償」，該章首要條文便是「承保商應迅速、快捷及公道地處理索償」。

除了守則，香港保險業聯會轄下的醫療保險協會還於 2019 年 5 月推出了「個人償款住院或日間手術醫療保險核保問卷標準化的最佳行業準則」，並鼓勵各保險公司依循，協助保險業界在核保時建立清晰及一致的標準。

該準則為一套標準化的核保問卷，旨在界定公眾於申請個人住院或日間手術醫療保險時必須披露的健康相關資料之範圍，以便保險公司進行核保工作。問卷內容包括：受保人是否曾患指定疾病，如癌症、心臟疾病等，是否有某種可能影響健康的行為，如吸煙、飲酒等，並就有關問題的披露年限提出建議，如不超過 5 年。保險公司則可能會根據受保人在問卷中提供的資料或報告的情況，提出進一步的跟進問題，例如：要求受保人提供更多資料或進行身體檢查，以完成核保工作。

問卷簡單明瞭，大部份問題均只需回答「是」或「否」，方便受保人理解及填寫，同時劃定受保人須披露的疾病、個人行為，及披露年限，標準化的格式有助保障他們的利益。問卷有助統一保險公司收集的個人資料範圍，確保所收集的皆為核保時必須的健康相關資料，避免保險公司收集過多資料。

對受保人而言，在填寫問卷時，同樣須謹記遵循最高誠信原則，坦誠披露問卷內提及的個人健康相關資料，並在有需要時提供有關的醫療報告，讓保險公司了解該申請涉及的全部風險，作出最準確的核保評估，以免被拒投保或將來遭到撤銷保單。由於問卷確立了資料收集的範圍，即受保人必須披露的資料，若受保人曾患有問卷內沒有提及的疾病，或者曾患上問卷提及的疾病，但在問卷提及的年限前已完全康復，同時不必再接受治療或跟進，則可毋須披露，因該些資料將不屬保險公司核保時的風險評估範圍。

在 2022 年 1 月 1 日或之後，所有自願醫保計劃的產品提供者在處理政府認可產品的新申請期間，於收集受保人健康相關的資料時，均須採用這份標準核保問卷，以及遵守核保問卷標準化的最佳行業準則。

齊老闆聽了智保解釋醫療保險索償方式和程序後，總算放下心來。他不禁感慨：「索償事宜涉及這麼多法律觀念、標準及專業判斷，看來保險公司的決定已是一錘定音，投保人無庸異議。這不就和我們做老闆考慮各項影響營運的因素後，作出終極定案一樣，伙記只可跟從？」

齊智保：「伙記不滿老闆決定，除了直接向上司反映，亦可向勞工處投訴。保險賠償絕非獨斷獨行，有固定機制調解糾紛，投保人若有異議，可先直接與保險公司交涉。若仍然不接受保險公司的解釋或賠償決定，就可向保險投訴局提出投訴。」

保險投訴機制

保險投訴局（前稱「保險索償投訴局」）乃香港保險業界成立的獨立、不偏不倚之機構，為消費者提供方便、易於使用之一站式服務平台，以處理所有涉及金錢性質的保險糾紛。若市民對保險索償結果有異議，可向保險投訴局作出投訴。有關詳情，可瀏覽保險投訴局網站：www.icb.org.hk。

現時保險投訴局的董事會中，大部分成員是非業界人士，以示其獨立及公正的一面。保險投訴局以第三方身份客觀處理投訴，為市民與保險公司的橋樑，照顧投保人利益之餘，亦推動業界健康發展，達致雙贏局面。

不過要進一步發揮保障作用，還得靠各持份者，包括保險公司、監管機構、中介人及經紀，以至客戶的衷誠合作，各司其職、各盡其責。如保險公司應以客為先，提供優質的保障計劃，發揮分擔風險的功能；監管機構提供一個高效率和與時並進的規管制度，以提高行業的競爭力及促進可持續發展；中介人則按客戶需要推介適合產品，且清楚講解各保障條款；客戶需誠實披露現存狀況，以協助保險公司準確評估風險。

CHAPTER

6

自願醫保計劃

精選午餐 $45
A枝竹班腩飯
B麻婆豆腐飯
C蘿蔔牛腩飯
D粟米魚柳飯
E豉油雞肶飯
常餐 $45
火腿奄列
牛油多士
沙爹牛麵
自選扒飯 $45
雞扒/豬扒/牛扒/午餐肉
煎蛋/腸仔/火腿/煙肉
(任選二款)
黑椒汁/洋蔥汁/粟米汁
茄汁/豉油汁/咖喱汁
配：熱飲+4元 凍飲+6元

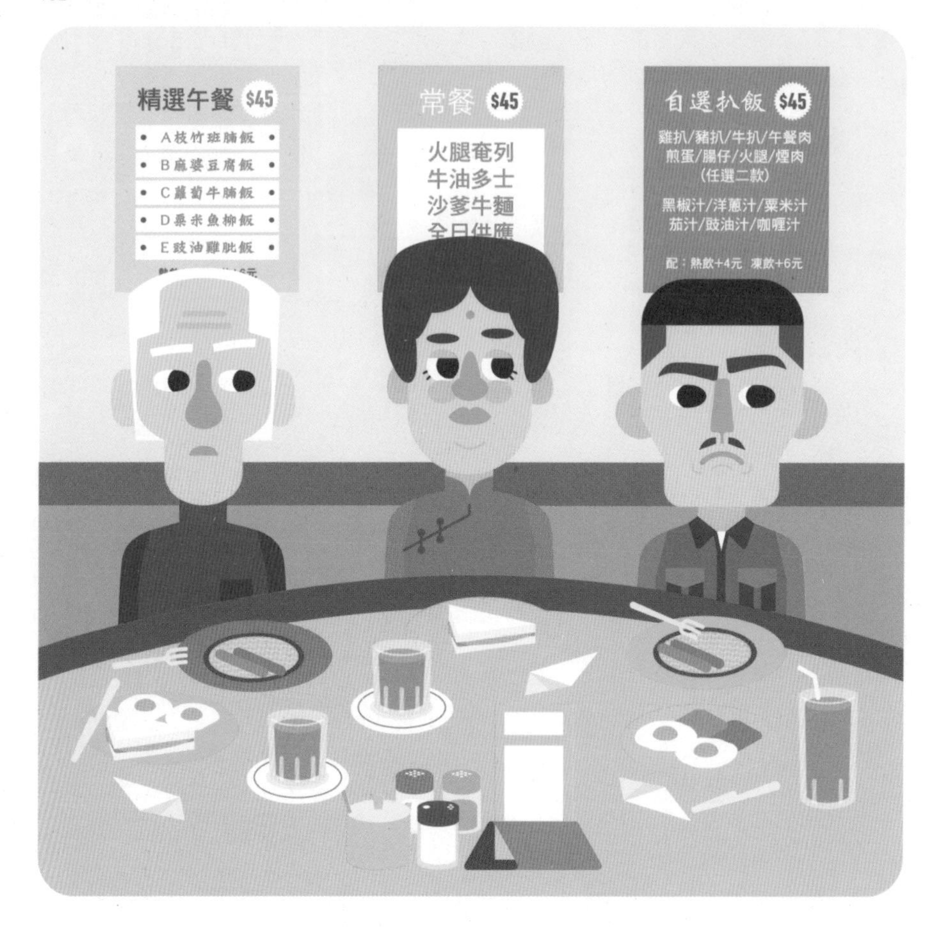

2008 年，食物及衛生局（食衞局）開展了醫療改革和醫療融資的諮詢工作，以紓緩人口老化下公營醫療系統的沉重壓力。歷經 3 屆政府的漫長諮詢、討論與修繕後，2018 年終於落實其中一環——鼓勵市民購買政府認可的私營市場醫療保險，以將病人從公立醫院分流至私家醫院——也就是於 2019 年 4 月 1 日全面推行的「自顧醫保計劃」（VHIS）。

自從自願醫保計劃推出後，齊智保一直忙於向新舊客戶作介紹、安排轉保，忙個不停。好不容易到了星期五，這天，他剛見完客戶，終於能休息一下，便打電話給齊師奶，說稍後就回

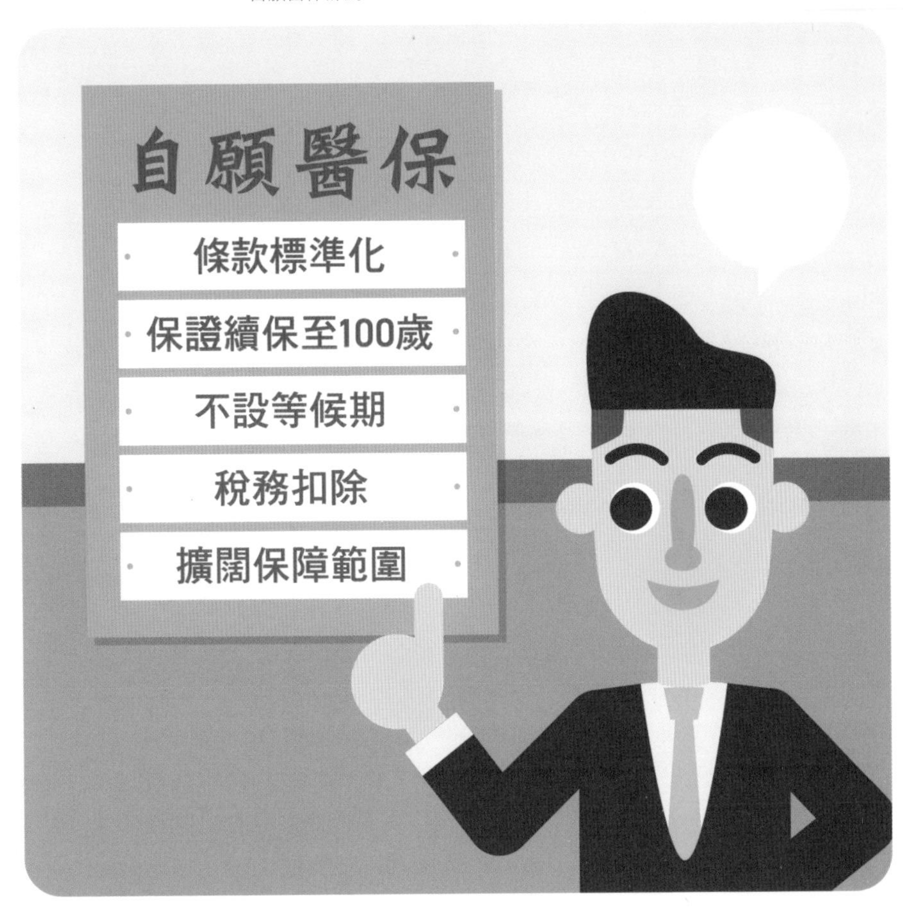

自家茶餐廳，想吃個西多士、喝杯奶茶嘆一嘆。

快走到茶餐廳時，他看到之前才在醫院見過面的陳伯正站在門口，四處張望。陳伯看到智保走近，頓時眼前一亮，回頭朝茶餐廳裡大叫：「智保回來了！大家快些準備！」

智保嚇了一跳，馬上回想這天是不是什麼特別日子，陳伯卻早已等不及，過來拉著他的手進入茶餐廳，邊走邊説：「智保，快快快，大家都在等你，快來講一講自願醫保計劃吧，我們這些老人家全都一頭霧水。」

原來當智保打電話給齊師奶時，茶餐廳的街坊熟客正在討論自願醫保計劃，他們一聽到智保說要回來，馬上決定向他好好請教。

「世侄，人人都說自願醫保，好像遲早要買，但我都 65 歲了，現在才買自願醫保，會不會太遲了啊？」陳伯第一個問道。

智保說：「自願醫保計劃屬自願性質，無論是保險公司還是消費者，都可選擇是否參與或購買。至於投保年齡，由剛出生 15 天的嬰兒到 80 歲的長者都可以投保，凡是參與自願醫保計劃的保險公司必須考慮他們的申請，而保險公司會根據受保人的身體狀況作最終核保，決定是否接納申請，以及根據受保人的年齡和性別相應調整保費。」

這時智保停下來，東張西望，似是在找座位，齊師奶的好姐妹朱師奶急忙趁機提問：「聽說自願醫保可以扣稅，我幾年前買了醫療保險，是不是已經符合條件，可以申請扣稅了？」

「不一樣。」智保說，「自願醫保計劃在 2019 年 4 月 1 日起全面推行，所以在當日或之後購買政府認可的自願醫保產品，所支付的保費才有扣稅資格。」

「還有我還有我！我有一家大小要養，平時有什麼病痛只能去公立醫院看病，人人都說買醫保後要去私家醫院求診，但是病痛可大可小，萬一保險無法全數賠償，我哪裡有錢住私家醫院！」水電工昌叔剛剛幫齊老闆修理好廚房水管，聽到眾人討論，也加入其中。

智保微笑説道:「不用擔心，自願醫保計劃的初衷是讓受保人在有需要時可選擇私營醫療服務，也會保障沒有住院需要的日間手術，或部份檢測和癌症治療的費用，但並不會限制你選擇公立醫院。」

「你剛才説政府認可產品是怎樣？和普通醫療保險有分別嗎？」

「我看到新聞説會『保到 100 歲』？是真的嗎？即是我一輩子都能受保嗎？」

一個個問題不斷湧現，一雙雙期待的眼睛全都盯著智保，他頓時不知該回答哪位街坊的問題好。

「停一停！」這時，齊師奶一手西多士、一手奶茶走近，向眾人説:「等智保坐下來，再慢慢講。」

智保向媽媽投去感激一笑，終於可以坐下來了。他摸一摸額頭上的汗水，隨即恢復往常的從容模樣，説:「不如我從頭介紹一下自願醫保計劃，讓大家有多些了解吧。」

認識自願醫保計劃

自願醫保計劃是由食衞局推出的政府認可措施，作為對個人償款住院或日間手術醫療保險產品的規範。計劃旨在提升醫療保險產品的保障範圍，讓市民有機會通過醫療保險來選擇私營醫療服務，增加對自己或家人的醫療保障，長遠也能紓緩公立醫院的人手壓力。保險公司和消費者均可自願參與計劃，保險公司已於 2019 年 4 月起為公眾提供政府認可計劃的個人償款住院或日間手術醫療保險產品予消費者購買。

獲納入計劃的「政府認可產品」必須符合或高於自願醫保計劃的最低產品標準，有關標準可於自願醫保計劃網站（www.vhis.gov.hk）查閱，具體要求包括：

標準規範

政府認可產品的保障範圍、保障額，以及保單條款和細則，都要以計劃的保單範本和守則為基礎，保障限額以每個保單年度（Per Policy Year）計算，當中基本保障的每年限額為最少港幣 420,000 元，而每個保障細項（如病房及膳食、麻醉科醫生費等）均設有上限。受保人於接受醫療服務前，可向保險公司提出初步評估的要求，以估算住院或手術可賠償的金額。

保證續保至 100 歲

在保單生效後，無論受保人的身體狀況如何，均保證續保至 100 歲，而在保單生效後受保人亦不會被拒保。參與計劃的保險公司必須考慮由出生 15 天至 80 歲的香港居民之投保申請。受保人投保後至 100 歲期間均可獲保障，而當受保人年滿 100 歲後，將不再享有保障。

不設等候期

政府認可產品不設等候期，投保人購買後保障即時生效［如受保人患有人類免疫力缺乏病毒（HIV）或具相關病徵則除外］。

投保人可享有 21 日冷靜期

投保人可於冷靜期內以書面通知保險公司取消已購買的政府認可產品及全數取回已支付的保費。冷靜期是以保單或冷靜期通知書交付予投保人或其代表之日起計的 21 日內（以較早者為準）。

保費具透明度

所有政府認可產品的保費表皆可經由自願醫保計劃網站或有關保險公司的網站公開查閱。

擴闊保障範圍

計劃擴大了保障範圍，全部政府認可產品均須涵蓋以下保障：

投保時未知的已有疾病

即在投保時未察覺的病症也納入保障，但設有等候期及賠償比率。有關醫療費用於保單生效後的第二年可獲 25% 賠償，第三年可獲 50% 賠償，第四年起便可享全數賠償。至於投保時已知的疾病，則和一般醫療保險產品一樣，保險公司將在核保時視乎受保人的個人健康情況作出個別安排（詳情可見〈4.4 投保前已存在狀況〉一章）。

先天性疾病治療

保障受保人於年滿 8 歲或以後出現或確診的先天性疾病所引致的住院或日間手術醫療服務費用，包括相關的檢測和治療。

日間手術

即門診手術，於日間手術中心或醫院內的門診部所進行的外科手術和相關處方藥物費用。

訂明診斷成像檢測

於住院期間或門診進行的電腦斷層掃描（「CT」掃描）、磁力共振掃描（「MRI」掃描）、正電子放射斷層掃描（「PET」掃描、PET-CT 組合及 PET-MRI 組合）設有共同保障，受保人可獲 70% 賠償，另須自行承擔 30% 的費用。此保障於每個保單年度設有上限。

訂明非手術癌症治療

即治療癌症的放射性治療、化療、標靶治療、免疫治療及荷爾蒙治療之非手術開支。無論這些治療在門診或住院期間進行，受保人均可獲得賠償。此保障於每個保單年度設有上限。

精神科住院治療

此保障只限於因接受精神科治療而在香港住院期間所衍生的相關醫療費用。此保障於每個保單年度設有上限。

自願醫保計劃產品類型

自願醫保計劃的政府認可產品和其他保險產品一樣，均受《保險業條例》(第 41 章)規管，而自願醫保計劃亦需要符合或高於計劃的最低產品標準和食衞局的要求。這些產品為個人償款性質的住院或日間手術醫療產品，所以並不包括非住院醫療保險（例如門診醫療諮詢服務）、非償款性質的醫療保險（像是住院現金保障）和僱主為僱員購買的團體醫療保險。政府認可的自願醫保計劃產品可分為兩大類，分別是基礎版的「標準計劃」，以及在標準計劃的基礎上提供更多保障及選項的「靈活計劃」。

標準計劃

標準計劃的產品須採用劃一條款，提供相等於上述自願醫保計劃最低合規要求的保障範圍和保障額。不同保險公司提供的標準計劃產品大都一致。標準計劃內的每個保障項目均設有分項賠償限額，每個保單年度保障限額的上限為港幣 420,000 元，但沒有限制病房級別。

靈活計劃

靈活計劃除了提供相當於標準計劃的基本保障，還設有具彈性的其他保障或額外保障：

其他保障

· 因不同事故或意外導致之身故賠償
· 住院或指定手術的現金保障
· 全球緊急支援（即提供香港以外地方的支援服務，如醫療運送或緊急醫療轉介等）

額外保障

· 私家看護保障（即在家接受註冊護士提供的醫療服務之費用）
· 因為意外引致而須於醫院門診部或急症室接受治療之額外緊急門診費用
· 在門診接受血液或腹膜透析服務之醫療費用
· 臨終時接受安寧或舒緩療養服務之費用
· 因住院或門診手術引致之額外門診或復康治療費用
· 超額醫療保障（即合資格超額醫療開支的賠償，此項保障設有每年保障限額）

其他保障及額外保障同樣受食衞局的相關守則規限。

靈活計劃一般設有病房限制，現時普遍分為兩種，一種是「大眾醫保計劃」：設有分項賠償限額及每年總保障限額，以及設有超額醫療保障。超額醫療保障是指對主要保障項目超出分項賠償限額之醫療費用進行賠償，其賠付率一般為合資格超額開支的 80%。超額醫療保障是額外保障，並不納入計劃的每年保障限額內計算，其本身亦設有每年保障限額。另一種為「高端醫保計劃」：其特徵為大部份保障項目可獲全數賠償，但設有自付額，超出自付額後的索償費用才會獲賠償，而且具有較高的每年保障限額（每年不少於港幣 5,000,000 元）和終身保障限額。

智保為街坊們臨時舉行的「自願醫保講座」一直持續到傍晚，若不是齊老闆説晚上要回家吃飯，街坊們還不願意讓智保離開。待智保和齊老闆、齊師奶回家後，發現不但齊大俠已早早在家等候，連齊保宜一家都下班回來了。

「媽媽，我買了叉燒加餸，放在廚房了。」齊保宜笑道。齊師奶話不多説，連忙去廚房忙碌起來。坐在保宜身旁的顧家南則接過被齊大俠逗弄得差點兒哭出來的 BB，輕聲哄著。

BB 一直躲著太公，齊大俠不得其法，只好放棄。他問兒子：「怎麼今天那麼遲？」齊老闆便説起在茶餐廳發生的事，又向顧家南伸手想抱 BB。

顧家南將 BB 遞給齊老闆，再轉向智保説道：「對了，其實我和保宜也想問一問關於轉保的事情。自願醫保計劃可以扣税，多少也能幫補一下，加上有政策規管，是不是轉保更好呀？」

「而且還能有更多保障？」保宜接著問，「聽説連先天性疾病也可以受保，我最擔心 BB 長大後才發現患上什麼先天性疾病，這樣到時也不怕了。」

「亂說什麼呢！BB 最健康了！」齊大俠怒道。「自願醫保不過是其中一種醫保計劃而已，反正你們早就買了保險，換不換都沒有分別吧。」

「就是。」齊老闆抱得累了，將 BB 交給在旁邊一直盯著看的智保，也加入討論，「之前才做了『通波仔』手術申請賠償，我也算有些了解，以前智保讓我買的醫保已經有足夠保障了，轉保那麼麻煩，根本沒有必要。我年紀大了，又剛做完手術，轉保說不定還要加保費呢！」

好不容易終於可以抱一下 BB 了，智保開心地親親 BB 的小臉，一整天的疲累彷彿都離他而去，這時才有精力跟家人說：「其實自願醫保計劃有很多優勢，和非自願醫保產品也有些分別，在決定是否購買或者轉保時，可以從很多方面來考慮，想清楚後再做決定。」

自願醫保計劃的優勢

智保說得十分中肯。目前市場上的自願醫保產品琳瑯滿目，若有意投保，需要慎重考慮，清楚了解不同產品的特點，多作比較。普遍來說，自願醫保計劃產品具較大透明度，保障範圍全面。

保費及條款標準化

所有自願醫保計劃的產品均須符合計劃的最低保障要求，並受政府政策監管，能讓有意投保的人士有更大信心。自願醫保計劃的網站上提供了保單範本，清楚解釋各項條款和細則的定義，保費表等的各種相關資訊也都在網上公開，並不斷更新，投保人可自行求證，也更容易比較不同產品的保費差異或保障範圍是否滿足自己的需要。

稅務扣除

對很多人來説，自願醫保計劃的吸引力之一是已付保費均可轉化為扣稅額。納稅人若希望獲得扣稅，須符合全部特定條件：一、保單須為政府認可的自願醫保計劃；二、保單持有人須為個人入息稅的納稅人或其配偶；三、受保人為保單持有人，或《稅務條例》（第 112 章）下所指定的「指明親屬」，包括納稅人配偶及子女、納稅人或其配偶的祖父母、外祖父母、父母和兄弟姐妹；四、受保人須為香港居民。

納稅人可就自己或配偶為保單持有人，而受保人為自己或 / 及其他指明親屬的合資格保單，於該課稅年度已繳的合資格保費申請稅務扣除。在申請時，合資格保單數目不設上限，即納稅人或配偶可申請扣除為多於一位受保人繳付的合資格保費，但就著每名受保人的最高扣除額為港幣 8,000 元。（有關稅務扣除詳情，可瀏覽自願醫保網站或稅務局網站，進一步了解具體可扣除的稅款比率，以及在不同情況下的扣稅安排。）

保障範圍擴大

一般醫療保險往往不保障先天性疾病，或只承保 16 至 17 歲後才發現的先天性疾病，而自願醫保計劃則將 8 歲或以後才出現或確診的先天性疾病，以及投保前已有而未知的疾病納入承保範圍。另一方面，在 2019 冠狀病毒病（COVID-19）出現後，醫療資源更加緊張，病人往往需要等候數小時方能入院。如果病人已經投購自願醫保計劃，便可以在日間診療中心進行保障範圍內的日間手術，即使沒有住院也能獲得賠償，還可以更快得到適切的診治。

其實如以門診形式接受磁力共振等訂明診斷成像檢測，大多不屬於醫療保險的保障範圍，受保人無法獲得賠償，於是很多人有這樣的誤解：要是住院接受診斷成像檢測，便可經由住院計劃的保障來獲得相應賠償。不過，如單純為接受診斷成像檢測而住院，而該次住院在醫學上並無緊急醫療需要，則不屬於醫療保險保障範圍，受保人最終往往不獲賠償，還需付出比門診檢查更高昂的費用。現時，自願醫保計劃將磁力共振等訂明診斷成像檢測納入保障範圍；如有醫療需要並獲醫生建議，受保人便可於住院或門診進行該些檢測，不論檢測後是否需要接受治療或手術，均可得到 70% 的賠償，同時受保人需自行承擔 30% 的費用，而賠償額於每個保單年度設有上限。這樣一來，受保人不需要再擔心是否一定要住院，也能放心在門診接受檢查了。

不設等候期

一般醫療保險產品多設有 30 至 60 天的等候期，針對個別疾病的等候期更會進一步延長至保單生效後的半年或 1 年。自願醫保計劃產品則不設等候期，購買後保障即時生效［受保人患有人類免疫缺乏病毒（HIV）或具相關病徵則除外］。假設受保人患上投保時未知的已有疾病，其合資格的醫療費用也可於保單生效後的第二及第三年獲部份賠償，第四年起則能獲全數賠償。

轉保時的考慮因素

為了讓投保人有更多選擇機會，但凡參與自願醫保計劃的保險公司，要在計劃全面實施起的 10 年內（即 2029 年 4 月 1 日前）向自願醫保計劃實施前已持有醫療保險計劃的保單持有人提供最少一次轉移機會，讓他們選擇是否轉移至自願醫保計劃產品。若投保人有意作出轉移，則須留意：每份保險產品的保障額、保障範圍，以及每間保險公司提供的轉移方法都有分別，有些或需在轉保時滿足一定的條款或核保要求（例如當時的身體狀況、是否有長期病患等），而轉移後受保人所受到的保障也會與之前有出入，需要考慮清楚。

自願醫保計劃產品與一般醫療保險產品其中一個最大的分別，在於對保障額的計算方式。前者按保單年度計算，每個保單年度設有一定的賠償上限，不同疾病的合資格醫療費用索償均一併在同一個賠償上限內計算，而每年保障限額將在下一年度更

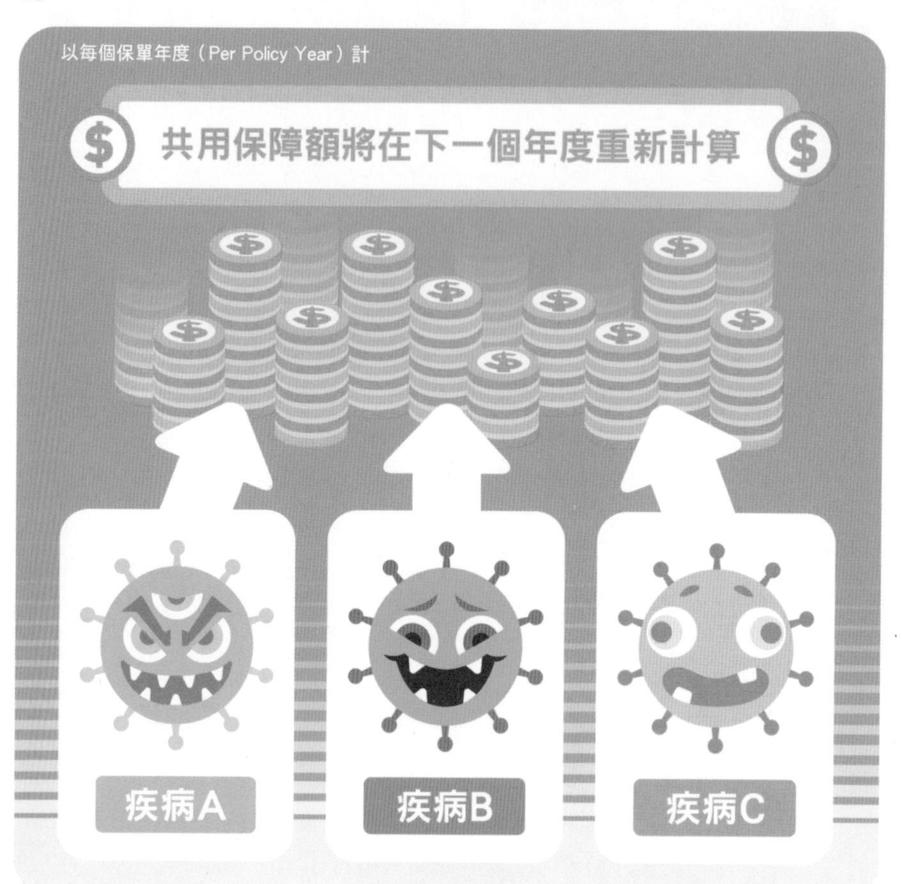

新；後者則普遍按每項傷病計算，每項傷病都有各自的賠償上限，就該項傷病的累計賠償達到上限後則不會再獲賠償。這兩種計算方式有時也會導致不同的索償結果。

假若受保人先後患上幾種不同的疾病，而當他購買的醫療保險產品是按每項傷病計算賠償上限，則可就著每項傷病按各自的賠償上限分別申請索償。但若受保人患有較嚴重或長期疾病，需長時間為同一疾病接受診治，當賠償額已超出該項疾病的賠償上限，超出部份將不會獲賠償。但若受保人就著該項疾病已出院或康復，並達保險公司的指定期限（多為 90 日）及符合

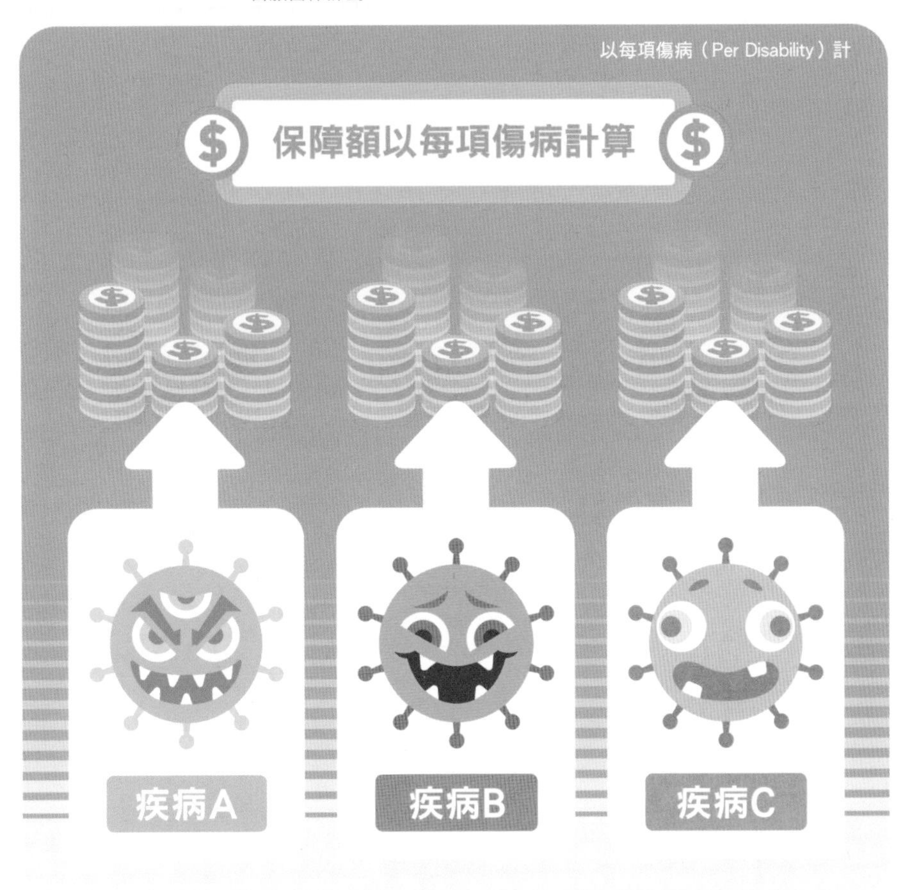

相關要求後，或有可能重新獲得對該項疾病相關的保障。

如果受保人擁有的是自願醫保計劃產品，因保障額按保單年度計算，不同疾病的索償會一併計入該保單年度的保障限額內，如果受保人在該保單年度於各項合資格醫療費用的累計賠償已達上限，則在該年度往後患上其他疾病時，將不會獲得賠償。直到下一個保單年度，自願醫保計劃的每年保障限額更新後，受保人將可為在新保單年度產生的合資格醫療費用申請索償。

每個人的身體狀況和醫療需要不同，考慮的因素也有分別，因此，對於已持有一般大眾醫療保險的投保人來說，若有意轉換至自願醫保計劃，應向保險中介人詳細了解已持有保單與新計劃的分別，同時評估自身的醫療保障需要、是否擁有由僱主提供的團體醫療保險、是否有足夠的財務能力等，並就不同醫療保險產品的保障項目、保障條款及細則、保障範圍、收費等作詳細了解。除了產品本身，保險公司的售後服務亦可納入考慮範圍，最後再做決定。

CHAPTER

7

未來醫療
發展趨勢

2019 冠狀病毒病（COVID-19）於 2019 年底出現，隨即席捲全球，人們的生活也出現了很大改變：長時間在家工作或上學、外出戴口罩、保持社交距離、購買大批消毒清潔用品等，都成為了疫情下的新常態。疫情也帶動科技發展，使醫療資源更普及，遠程醫療服務及互動健康程式，均能協助大眾培養健康的生活習慣。

遠程醫療服務

病毒如影隨形，人心惶惶，醫院和診所更成為了人們心中的「高風險地區」，哪怕患病了，需前往求醫，也要將自己包裹得嚴嚴實實；在輪候時寧願呆站數小時，也不想坐在醫院或診所的椅凳上，與其他患者保持距離；很多人甚至避免求診，以免因而染上其他病毒。在這樣的情況下，遠程醫療服務（Telehealth，又可稱為「遙距醫療 Telemedicine」）成為了理想的選擇。

遠程醫療服務是由專業醫護人員經網絡平台或流動應用程式遙距提供各種醫療服務，例如：為病人診症、監查病人的臨床數據再作出治療，或向病人及其照顧者提供健康教育建議和資訊，醫護人員之間也可藉此交流，彼此支援。對於患上普通輕症，像是感冒、腹瀉，或須長期覆診的慢性病，如糖尿病，行動不便或需要心理治療的病人來説，使用這項服務求醫、覆診、尋求專業醫療意見和復康資訊則更為便利、安心，同時減少往返醫院期間感染其他病菌的風險。

全球各國早在 2010 年代起已開始推行遠程醫療服務，英國、澳洲等地均確立了相關的發展計劃或鼓勵政策，並向醫療界提供資助。而在亞洲，新加坡於這方面的發展一直領先，已將這項服務納入醫療規管框架，制定了全面清晰的政策法規和指引，並提供免費培訓課程，鼓勵醫療機構和醫護人員更踴躍地發展和採用遠程醫療服務。

反觀在香港，遠程醫療服務並不普及，發展長期滯後。直至 2019 冠狀病毒病疫情爆發，越來越多人願意嘗試及使用科技產品，才成為推動遠程醫療服務發展的契機。現時醫院管理局設有流動應用程式「HA Go」支援跟進病人的康復情況，也進一步擴大遙距診症服務的受眾範圍，像是伊利沙伯醫院便推出了雲端診所，醫生為部份毋須臨床檢查的病人進行視像診症。儘管尚未有對於此類醫療服務的法律監管框架和準則，但是香港醫務委員會已於 2019 年底發出《遙距醫療實務道德規範指引》（Ethical Guidelines on Practice of Telemedicine），供有意提供相關服務的執業醫生參考。

與此同時，一些視像診療營運平台或私營醫療機構也在開展各種遠程醫療服務。營運平台由加入平台的醫生提供即時或預約的網上諮詢、視像診療，並可在診斷後將藥品配送給病人，還可通過平台發出具醫生證明的轉介信、病假紙等。也有平台提供中醫服務，或針對心理治療及特定疾病提供視像診斷和諮詢。至於私營醫療機構，則提供視像診療及藥品配送等服務。多間保險公司均與這些平台和機構合作，為客戶提供免費的視像診療及健康諮詢服務，或向他們提供獲取這些服務的途徑，方便客戶遙距求診。

遠程醫療服務讓病人、照顧者和大眾能以便捷的方式獲得醫療服務、治療方案和健康資訊，也可提升醫療服務的效益，相信在可見的將來，這項服務的認受性將繼續提升，成為市民求診時的新選擇。

健康運動應用程式

無論是遙距還是實體醫療服務，都是我們在患病時所採取的治療行為。正如很多人在選擇醫療保險時，考慮的都是確保自己或摯愛在患上嚴重疾病後能否獲得足夠保障一樣，皆是「事後補救」行為。人們卻往往忽略了「事先預防」——養成健康的生活習慣、定期運動，以增加抵抗力，培養強健體魄。

保險業界在為客戶提供患病後的種種保障之餘，也希望協助他們建立日常生活的「安全網」，學會管理自己的健康，防患於未然。近年來，多家保險公司先後推出健康生活及運動的應用程式或數碼平台，以日常生活作為切入點，鼓勵客戶通過各種方式積極運動、記錄健康數據，從而養成健康的生活方式。

這些應用程式旨在讓用家了解自己的身體狀況和健康風險，因此多設有健康評估，並協助用家制定在運動、體重或睡眠等方面的健康目標，同時根據他們的個人情況，提供相關的保健建議和資訊，以至於參與各類運動課程、選購健康食材的途徑。不少應用程式均設有獎勵項目，例如累積每日行走的平均步數或運動時數，以積分換取獎賞，或者在選購保險產品或續保時享有保費折扣作為鼓勵。

當我們在網絡上就能看病求診、獲得專業的醫療健康資訊，同時學會管理個人身體健康，提升身體狀態，就能安然投入健康生活。

附錄：香港醫療改革里程

長久以來，香港公私營雙軌並行的醫療系統行之有效，惟人口老化是各大先進經濟體面對的共同問題，香港亦不例外。面對這個問題，政府早於上世紀開始研究解決方案，並自 1990 年代起多番就醫療改革進行公眾諮詢，冀能透過調節使用比例，扭轉公私營醫療體系失衡的狀況。

從最初的大規模醫療改革方案，經過多年社會討論的洗禮，終於發展出第一個成熟的果實——自願醫保計劃，並由港府於 2018 至 2019 年度《財政預算案》公布落實於 2019 年推行。

年份	文件／項目內容	重點
1985	《醫院提供的醫療服務》顧問報告（又稱「史葛報告書」）	報告建議政府設立獨立管理的醫院制度，並提出減低成本、收回醫院服務成本。政府其後著手成立醫院管理局。
1990	《人人健康展望將來：基層健康服務工作小組報告書》	報告提出一系列主要涉及基層護理的建議，包括在普通科門診引入「能者自付」原則。
1993	《邁向美好醫療》諮詢文件（又稱「彩虹文件」）	提倡「用者自付，分擔成本」，希望市民能分擔醫療費用。
1999	《香港醫護改革——為何要改？為誰而改？》（又稱「哈佛報告書」）	報告目的是全面評估醫療制度，提出以社會醫療保險的方式進行融資改革。

2000	《你我齊參與　健康伴我行》醫護改革諮詢文件	跟進「哈佛報告書」後提出醫護改革建議，包括建議調整公營醫療收費制度；以及成立個人醫療儲蓄戶口（「頤康保障戶口」），要求達到一定年齡的在職人士供款。
2005	《創建健康未來》探討日後醫療服務模式討論文件	建議朝「加強基礎醫療」及「公私營醫療融合」等方向發展，建議包括探討推廣家庭醫生概念、3 層醫療系統，以及公營、私營系統的分工和合作等。
2008	《掌握健康　掌握人生》（醫療改革第一階段）	再次提出各種融資方案，包括社會保險及醫療儲蓄等方案。
2010	《醫保計劃　由我抉擇》（醫療改革第二階段）	繼續第一階段的討論，立法會成立「醫療保障計劃小組」，成員認為強制供款並不可取，應成立可自願參與的醫療保險計劃。
2014	《自願醫保計劃》諮詢文件	建議推出自願醫保，讓有能力負擔私人醫療的人參與，作為「輔助融資的安排」。
2019	《自願醫保計劃》	計劃於 2019 年 4 月 1 日全面推行，由參與計劃的保險公司提供政府認可並符合計劃最低要求的個人償款住院保險產品予消費者購買。

內文撰寫所參考資料

香港保險業聯會網頁
www.hkfi.org.hk

保險投訴局網頁
www.icb.org.hk

醫院管理局網頁
www.ha.org.hk

食物及衛生局網頁
www.fhb.gov.hk

政府私家醫院收費先導計劃
www.news.gov.hk/tc/categories/health/html/2016/09/20160929_180115.shtml

自願醫保計劃網頁
www.vhis.gov.hk

稅務局——根據自願醫保計劃保單所繳付的合資格保費的扣稅安排
www.ird.gov.hk/chi/faq/vhis_qp.htm

馮邦彥、饒美蛟：《厚生利群》，三聯書店（香港）有限公司，2009。

MEDICAL INSURANCE

3

責任編輯　趙寅
書籍設計　姚國豪

書　　名　保險叢書3 —— 醫療保險（增訂版）
策　　劃　香港保險業聯會
籌 委 會　馬明霞、楊娟、楊沛恩、邱少媚、林樹文、鍾耀貞、梁米棋
作　　者　林瑩
插　　畫　高聲

出　　版　三聯書店（香港）有限公司
香港北角英皇道四九九號北角工業大廈二十樓
Joint Publishing (H.K.) Co., Ltd.
20/F., North Point Industrial Building,
499 King's Road, North Point, Hong Kong
香港發行　香港聯合書刊物流有限公司
香港新界荃灣德士古道二二〇至二四八號十六樓
印　　刷　美雅印刷製本有限公司
香港九龍觀塘榮業街六號四樓A室
版　　次　二〇一九年七月香港第一版第一次印刷
二〇二二年六月香港增訂版第一次印刷
規　　格　特十六開（150mm × 210mm）一二八面
國際書號　ISBN 978-962-04-4970-3

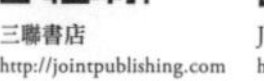

三聯書店
http://jointpublishing.com
JPBooks.Plus
http://jpbooks.plus

INSURANCE SERIES
book .3